El libro de la salud
ADOLESCENTE

ALIMENTACIÓN, ACTIVIDAD FÍSICA Y EDUCACIÓN SEXUAL PARA EL MEJOR DESARROLLO

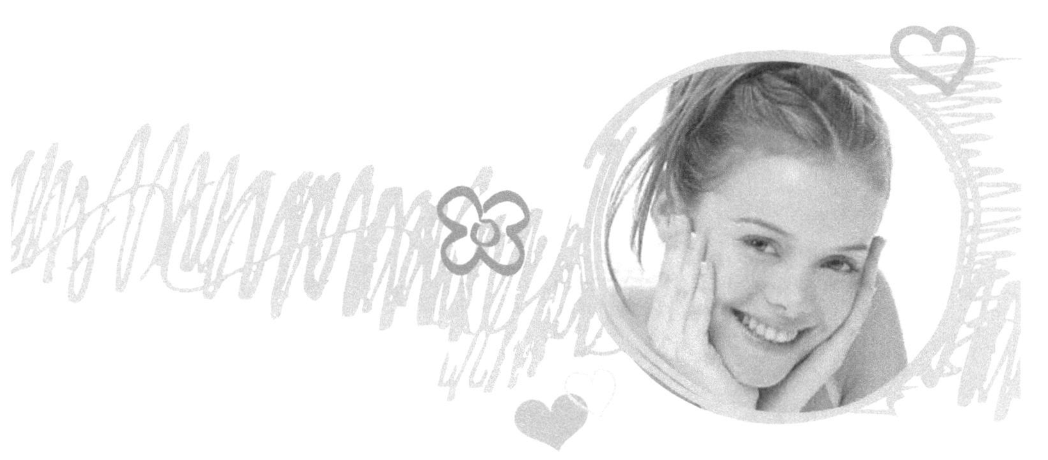

Bouvier, Virginia
    El libro de la salud adolescente. - 1a ed. - Buenos Aires
: Dos Tintas , 2013.

    96 p. ; 19x13 cm.

    1. Libro para Padres. I. Título.
    CDD 649.1

ÍNDICE

Introducción

La Organización Mundial de la Salud define a la adolescencia como el período de la vida en el cual la persona adquiere madurez reproductiva, transita los patrones psicológicos de la niñez a la adultez y establece progresivamente la independencia socioeconómica de sus padres.

Se trata de la segunda etapa vivencial de rápido crecimiento y desarrollo después de la de bebé, pero la primera en que el propio individuo tiene conciencia de lo que le ocurre.

La palabra adolescente proviene del latin "adolecere" que significa crecer o madurar, y dependiendo de lamanera como transcurre esta etapa, se define en gran medida la calidad de vida de las siguientes etapas del ciclo vital (del individuo).

Se trata de un período de grandes cambios, de una crisis vital en el sentido más pleno y exacto de la palabra.

Desde el punto de vista cronológico se la ubica entre los 10 y los 20 años. Sin embargo, en la actualidad esta etapa se ha extendido, en algunos casos, hasta los treinta años.

El periodo definido como "juventud" situado entre 15 y 24 años se superpone al de la adolescencia.

De la misma manera que ocurre con las demás etapas de desarrollo del ser humano, los límites de la adolescencia se definen según las culturas, las características familiares e individuales.

ONCE CAMBIOS EN LA PERSONALIDAD

Algunos estudios han identificado once aspectos fundamentales que afectan la formación de la personalidad de los adolescentes. Son los siguientes:

1. Adaptarse a su nueva imagen: durante la adolescencia los adolescentes pasan por una serie de cambios físicos profundos: van pareciéndose menos a un niño o niña y más a un adulto. Se debe tener en cuenta que para ellos no siempre es fácil adaptarse a su nueva imagen.

2. Cambian sus habilidades intelectuales: además del crecimiento físico, los adolescentes
experimentan un cambio en su habilidad de pensar: empiezan a reconocer y entender las abstracciones, entonces su pensamiento se vuelve más formal.

3. Ajustarse al aumento de demandas de la escuela: los contenidos escolares incluyen materias más abstractas y exigentes, sin tener en cuenta si el adolescente ha logrado el pensamiento formal. Como no todos los chicos
hacen la transición intelectual al mismo ritmo, las demandas para el pensamiento abstracto pueden
ser muy exigentes para algunos.

4. Aumentar sus habilidades verbales: a medida que los adolescentes maduran intelectualmente
deben desarrollar nuevas habilidades verbales para adquirir nuevos conceptos y desarrollar tareas más
complejas. Su idioma limitado de la niñez ya no es adecuado.

5. Desarrollar su identidad: antes de la adolescencia, la identidad de una persona es la extensión de la de sus padres. Durante la adolescencia, el joven empieza a reconocer su individualidad y separación de sus padres. Por esta razón, los adolescentes deben replantear sus respuestas a preguntas tales como "¿Que significa ser yo mismo o yo misma?" o "¿Quien soy yo?" que usualmente eran abordadas en función de su dependencia familiar.

6. Establecer las metas profesionales adultas: como parte del proceso de desarrollar una identidad personal, los adolescentes deben comenzar a pensar, por lo menos a un nivel preliminar, cuales serán sus metas profesionales adultas y como lograrlas.

7. Construir la independencia de sus padres en lo emocional y psicológico: la niñez está marcada por la fuerte dependencia de los padres. Sin embargo, ser un adulto implica un sentido de independencia y autonomía. En tal sentido, los adolescentes pueden vacilar entre su deseo de mantener la dependencia y su necesidad de lograr la independencia. En su intento por afirmar esa independencia e individualidad, los adolescentes pueden mostrarse un poco hostiles y conflictivos, sin embargo esto es solo un paso en la construcción de su personalidad.

8. Desarrollar relaciones con sus pares: las amistades cobran particular importancia en esta etapa. Posibilitan poder conectarse con otros y en consecuencia, explorarse a sí mismos.

El grado en que un adolescente puede hacer amigos y tener un grupo de pertenencia es un indicador importante de cómo se adaptará en otras áreas de su desarrollo social y psicológico.

9. Aprender a manejar su sexualidad: los adolescentes necesitan incorporar a su identidad personal, una serie de actitudes sobre lo que quiere decir ser mujer o varón. La familia y su entorno cultural-social contribuyen también a este desarrollo.

10. Adoptar un sistema de valores personal: durante la adolescencia se adopta un sistema de valores personales y una moral.

En la niñez, los padres dan a sus hijos una serie de reglas sobre lo que es correcto y no; lo que es aceptable e inaceptable.

En la adolescencia esos valores se ponen en conflicto y el joven debe reestructurar sus creencias y valores en base a sus ideas personales.

11. Iniciar la madurez en el comportamiento: en el tránsito por la adolescencia los jóvenes suelen asumir una o más conductas que los ponen en riesgo físico, social o educativo.

Poco a poco los adolescentes desarrollan una serie de auto-controles de comportamiento por los cuales miden qué conductas son aceptables social y personalmente. La habilidad de pensar en abstracto y de pensar en el futuro lleva tiempo de desarrollo, pero permite que los adolescentes puedan razonar de manera abstracta, considerar alternativas y consecuencias de sus decisiones, reflexionar sobre las implicancias de sus acciones en el futuro y controlar sus impulsos.

LAS DISTINTAS ETAPAS DE LA ADOLESCENCIA

Durante la adolescencia suceden cambios sociales y biológicos. Por un lado, aparecen los caracteres sexuales secundarios y comienzan a madurar las funciones reproductoras. Por el otro, el adolescente se debe adaptar a estos cambios físicos, sensaciones nuevas, cambio de estatura y de voz. A la vez, también comienzan a desarrollar su carácter y personalidad. A grandes rasgos se pueden diferenciar características según la edad del adolescente:

- **Entre los 9 y los 15 años** es cuando se producen los cambios físicos más visibles: pegan el "estirón", crecen los huesos, los músculos y se desarrollan los órganos sexuales. A la vez, comienzan a sentirse un tanto incómodos con su apariencia física, están un poco torpes en sus movimientos y les cuesta aceptar su imagen corporal. Problemas con la realización de las tareas escolares y el cumplimiento de las obligaciones suelen ser muy frecuentes. También las peleas con los hermanos.

- **A partir de los 13/14 años** suelen comenzar a cuestionar los mandatos y reglas familiares y sociales. Son frecuentes los conflictos con los padres a raíz de las salidas con amigos, horarios de regreso, permisos, etc.; también los cambios de humor y la necesidad de dormir mucho. A esta edad comienza la preocupación por la imagen corporal, la cual van construyendo muchas veces de acuerdo a sus grupos de pertenencia. También están más pendientes, del peso y la estatura y sus características físicas. En esta etapa suelen gustarle chicos/as, ponerse de novios y aparece el deseo sexual.

- **Entre los 15/16 a los 20 años** los cambios físicos se empiezan a estabilizar, sin embargo todavía se sienten vulnerables y pueden aparecer trastornos de la alimentación o depresiones. Aunque en menor medida, las discusiones con los padres por las salidas, horarios, colegio y responsabilidades siguen existiendo. A esta edad su punto de apoyo y modelo son los amigos.

La adolescencia es una etapa de transición, que marca cambios en lo físico y en lo emocional. Es un momento en el que quienes eran niños comienzan a transformarse: en su cuerpo, deseos y en su identidad. Es obligación de los padres acompañarlos con comprensión, cuidados y cariño. Lo más importante es estar disponibles, presentes y atentos a todos sus cambios, físicos y psicológicos, para atravesar esta etapa juntos y de la mejor manera.

CAPÍTULO 1

La nutrición del adolescente

La alimentación es un pilar fundamental para asegurar un óptimo desarrollo y crecimiento del adolescente.

Los jóvenes tienen requerimientos nutricionales específicos debido a los rápidos cambios físicos y fisiológicos que experimentan:

- Durante la adolescencia se produce un crecimiento acelerado del cuerpo, ya que en este período los jóvenes aumentan el 15% de su estatura y el 50% de su peso final de adulto.
- Dicho crecimiento se orienta principalmente a la producción de músculo en los chicos y tejido graso en las chicas, así como al desarrollo de otros órganos.
- La mujer experimenta el mayor aumento de estatura entre los 10 y 13 años, mientras que el varón lo hace más tarde, entre los 12 y 15 años.

El aumento de la masa corporal implica un gasto de energía que el organismo adolescente necesita recuperar mediante la inclusión en su alimentación de todos los nutrientes:

- **Los macronutrientes** (hidratos de carbono, grasas y proteínas).
- **Los micronutrientes** (las vitaminas y los minerales). Este último grupo es fundamental para la metabolización del primero.

La gran revolución producida en el cuerpo de los adolescentes incrementa la demanda de vitaminas y minerales en comparación con la infancia.

LAS 4 LEYES DE LA NUTRICIÓN

Para responder a las necesidades nutricionales de los adolescentes se deben poner en práctica las cuatro Leyes de la Nutrición, según las cuales la alimentación debe tener:

1) **Adecuación**: a la edad y características de la persona.
2) **Calidad**: todos los componentes de la pirámide alimenticia.
3) **Armonía**: 50 % de hidratos de carbono, 30 % de grasas y 15 % de proteínas.
4) **Cantidad**: suficiente para la actividad desarrollada por la persona.

Una alimentación completa, que les garantice a los jóvenes todos los nutrientes, es suficiente para responder a los requerimientos del organismo. Y esta se logra fomentando los buenos hábitos alimentarios en el seno de la familia, y a partir de los primeros años de vida.

Es importante que los padres también lleven una dieta saludable, para que los chicos la incorporen naturalmente y consuman alimentos variados y de todos los colores (así se incorporan todas las vitaminas y minerales) en forma espontánea, para que comer bien no sea un problema en el futuro.

CUANDO EL ADOLESCENTE NO SE ALIMENTA BIEN

Como dijimos, la alimentación durante la adolescencia es un tema sumamente importante, ya que de ella depende el normal desarrollo del joven, tanto físico como mental e intelectual.

Sin embargo, no es una actividad muy fácil para los padres. Por su mayor independencia y capacidad de decisión los adolescentes pasan más tiempo fuera de la casa, eligiendo los alimentos que consumen. Esto incide de manera significativa en sus dietas.

Con un apretado horario escolar, actividades extra académicas y quizá algún empleo eventual, las adolescentes, especialmente, suelen omitir algunas comidas, a menudo el desayuno, o incrementar la frecuencia de las mismas (picoteos).

El deseo de verse aceptados por su grupo puede conducir a los adolescentes a un cambio en los hábitos de alimentación (adopción de dietas vegetarianas, dietas de moda, consumo de alcohol, etc.)

El problema radica en que durante el pico de crecimiento puberal existe una importante demanda de energía y nutrientes. Se ha demostrado que la limitación de la ingesta de calorías y proteínas durante esta etapa inhibe el crecimiento.

LAS CONSECUENCIAS DE UNA ALIMENTACIÓN DEFICIENTE

- **Bajo nivel de hierro.** Muchas adolescentes, preocupadas por su peso, consumen dietas hipocalóricas, factor que incrementa la dificultad de satisfacer las crecientes demandas de hierro (teniendo en cuenta su pérdida a causa de las menstruaciones). Una consecuencia de esto suele ser la anemia.
- **Bajo nivel de calcio.** La disminución en el consumo de lácteos y el aumento en el consumo de gaseosas se ha asociado a una ingesta insuficiente de calcio y riboflavina (vitamina B2), tendencia que afecta la absorción de calcio en un momento en que se requiere de un mayor aporte para la mineralización ósea. La osteoporosis puede tener su origen en la adolescencia debido a una falta de calcio. Predispone a las lesiones en los huesos.
- **Debilitamiento del pelo y uñas.** La escasez de nutrientes impulsa al cuerpo a destinar a otras funciones los pocos que encuentra. Así, aparecen las uñas frágiles y quebradizas y el pelo se ve débil y se cae.
- **Alteraciones en el crecimiento.** Las funciones que impulsan el crecimiento se debilitan. El adolescente termina de definir su altura a los 17- 18 años y hasta entonces, los huesos necesitan energía extra para completar su formación. Si éstas faltan, el crecimiento se altera.

- **Insuficiente desarrollo intelectual.** Las células y neuronas también "comen" y si el adolescente no se alimenta de manera completa, su intelecto también se verá afectado.
- **Amenorreas o falta de menstruación y déficit en la función reproductiva.** Cuando no hay suficiente alimento para realizar una tarea, el cuerpo toma energía extra para lograrlo y si tiene que aprovechar la que usa en menstruar lo hará sin analizar las consecuencias. Un dato: para que aparezcan mensualmente la menstruación y la ovulación el cuerpo necesita un 22 por ciento de grasa corporal.

ALIMENTOS PROTECTORES PARA LOS ADOLESCENTES

Los alimentos que no pueden faltar en el menú adolescente son los cinco **alimentos protectores**: la carne, el huevo, los lácteos, las frutas y las verduras.

Además, es deseable incorporar valor calórico a través de otros alimentos y es ahí cuando entran en escena los cereales, básicamente arroz, fideos y pan. Las preparaciones deben ser sencillas y sin frituras.

Respecto del pan es importante resaltar que lo mejor es el pan francés, que no tiene grasa (es tan solo agua y harina). El pan lactal y otros amasados de panadería, en cambio, tienen agregados de grasa y por tanto es recomendable que se eviten.

Estos son los alimentos que debe incluir la alimentación adolescente:

- **Lácteos**: No pueden faltar en la dieta adolescente ya que es la principal fuente de calcio, mineral que se incorpora a los huesos hasta aproximadamente los 21 años.
  Cuánto consumir por día: 2 vasos de leche o su equivalente en yogur y quesos.

- **Carnes rojas, blanca o pescado y huevos:** Especialmente la carne roja y el hígado aportan hierro que interviene en la producción de la

hemoglobina, proteína que se ocupa de transportar el oxígeno por el organismo. También actúa en la producción de otras proteínas, de enzimas y neurotransmisores. Consumir las carnes preferentemente en preparaciones saludables, como al horno o la plancha.
Cuánto consumir por día: 1 porción mediana de carne (blanca, roja o pescado), 3 huevos por semana.

- **Frutas y verduras:** son esenciales para tener un buen aporte de vitaminas y minerales.
  -Vegetales con fibra: ensaladas, verduras, legumbres, hortalizas en general.
  -Frutas variadas. Es mejor consumirlas enteras por su contenido de fibra, si no también en jugos.
  Cuánto consumir por día: comer cinco porciones de frutas y vegetales. Las verduras pueden ser crudas y cocidas.

- **Cereales, pan y pastas**: aportan energía. Ideales para comer en el desayuno.
  Cuánto consumir por día: a diario.

CONSEJOS PARA ANTES DE HACER DEPORTE

Si se va a realizar deporte, es conveniente que el adolescente coma algún tipo de alimento de "refuerzo" por lo menos 30 minutos antes de la actividad física.

Opciones:
- **1 yogur con cereales.**
- **1 sándwich de queso (puede ser tostado).**
- **1 fruta.**
- **1 barra de cereal.**

Menú ideal para un dia adolescente

DESAYUNO
- 1 café con leche.
- 2 tostadas con queso fresco, untable o de máquina.
- Dulce o mermelada de acuerdo a la necesidad y si no tiene sobrepeso, si lo tiene, optar por alimentos y productos light.

MEDIA MAÑANA
- Siempre es recomendable que el adolescente tome una colación porque realiza mucha actividad intelectual en el colegio:
- 1 yogur.
- Acompañarlo con: frutas, cereales.

ALMUERZO
- Ensalada de tomates.
- Carne con una guarnición de papas, batatas, choclos o una jardinera.
- 1 Fruta de estación.

MERIENDA
- Elegir una de estas 4 opciones:
- 1 vaso de leche o yogur.
- 1 licuado de frutas con leche.
- Leche con cereales o vainillas.
- 1 sándwich de pan árabe con queso.

CENA
- Ensalada de atún, o pollo y huevo duro.
- Pasta o 1 porción de arroz.
- 1 fruta.

RECOMENDACIONES PARA LOS PADRES

- **Procurar que el adolescente realice una alimentación saludable.**
- **Incúlquele a su hijo/a adolescente a prestar atención a cada comida.** No es conveniente "tragar los bocados" mientras se navega por Internet o se lee un libro. Lo ideal es comer sentado a la mesa familiar y dedicarle el tiempo necesario a la alimentación.
- **Decir no la comida chatarra.** Las comidas rápidas –fast food- no pueden ser un recurso diario, pues la mayoría son hechas a base de frituras y son híper calóricas. En esos locales de comida, es más conveniente armarse una ensalada con la mayor variedad posible de vegetales, arroz, granos de choclo y algo de queso o huevo.
- **En caso de sobrepeso hacer una dieta flexible:** debe permitir las colaciones y los gustos dulces de vez en cuando. Lo más importante es no hacer dietas por cuenta propia y consultar al nutricionista.

DIETA SANA PARA BAJAR DE PESO EN LA ADOLESCENCIA

Este plan de alimentación incluye todos los nutrientes y alimentos que el adolescente necesita para un normal desarrollo. Cuenta con aproximadamente 1.800 Kcal. por día: para perder peso de forma saludable.

Desayunos y meriendas

Opción 1:

- Infusión cortada con 1/2 taza de leche descremada y 2 cucharaditas de azúcar.
- 2 tostadas de pan común o integral tipo de molde, untadas con queso blanco de bajo tenor graso y mermelada.

Opción 2:

- Yogur descremado con una porción de cereales (30 g).

Opción 3:

- 1 vaso de leche descremada con 1 cucharadita de cacao en polvo.
- 2 tostadas de pan tipo molde común o integral ó 4 galletitas de agua.
- 1 porción (del tamaño de una cajita de fósforos) de queso tipo Port salut.

ALMUERZOS

Día 1

- 1 porción de tarta de queso y cebolla o atún o humita.
- Ensalada mediana de vegetales A y B (ver selección), condimentada con 1 cda de aceite, sal y limón o vinagre.
- Ensalada de frutas.

Día 2

- 1/4 de pollo sin piel al horno parrilla o plancha.
- 1 porción de tortilla de acelga con cebolla ó ensalada de chauchas.
- Gelatina con o sin frutas.

Día 3

- Ensalada de tomate, 1 huevo duro, trocitos de queso Port salut light, 1 manzana cortada en cubos, condimentada con 1 cda de aceite, sal y limón o vinagre.
- 1 ó 2 frutas cítricas.

Día 4

- 2 empanadas de carne caseras (o pollo, o humita o jamón y queso al horno).
- Ensalada de vegetales A condimentada con 1 cda de aceite, sal y limón o vinagre.
- 1 manzana.

Día 5

- 1 milanesa mediana o 2 chicas (de vaca, pollo, pescado o soja) al horno.
- 1/4 plato de puré de vegetales B o C con 1 cdita de aceite.
- Flan light.

Día 6

- 1 plato de pastas simples o rellenas con salsa blanca y brócolis.
- con 1 cdita de queso rallado.
- 1 fruta mediana o 2 chicas.

Día 7

- ¼ de pollo grillé.
- Ensalada mediana de vegetales A y B (ver selección), condimentada con 1 cda de aceite, sal y limón o vinagre.
- Ensalada de frutas.

CENAS

Día 1

- Bife de costilla mediano a la plancha desgrasado.
- 1/2 plato playo de puré de vegetales B ó C condimentado con 1 cdita. de aceite y sal.
- Postre a elección 1 compotera.

Día 2

- 1 plato de cereales o pastas con salsa a elección y 1 cdita de queso rallado; o guiso de vegetales y legumbres.
- 1 fruta mediana o dos chicas.

Día 3

- 2 rodajas de peceto al horno o similar.
- 1 porción de ensalada de zanahoria rallada, apio y manzana verde rallada.
- Duraznos o peras en almíbar (2 mitades). Versión bajas calorías.

Día 4

- Pescado al horno o a la plancha.
- 1 plato de vegetales al vapor.
- Gelatina con o sin frutas.

Día 5

- 1 porción de tarta de zapallitos o similar.
- 1 ensalada de vegetales A y B condimentada con 1 cda de aceite, sal y limón o vinagre.
- 1 fruta mediana.

Día 6

- 1/4 de pollo a la parrilla.
- Ensalada de zanahoria rallada y huevo duro, condimentada con 1 cda de aceite, sal y limón o vinagre.
- 1 bocha de helado con o sin ensalada de frutas.

Día 7

- 2 zapallitos rellenos con carne picada, queso blanco y cebolla.
- Ensalada de vegetales A y B condimentada con 1 cda. de aceite, sal y limón o vinagre.
- 1 fruta

COLACIONES

Comidas que se pueden hacer a media mañana o a media tarde en caso de sentir hambre. Seleccionar una por día.

1) **1 vaso de jugo de frutas exprimida.**
2) **Gelatina.**
3) **2 Frutas.**
4) **Licuado de frutas con leche descremada o con agua.**
5) **1 Barra de cereal.**
6) **1 alfajor de chocolate o 1 factura (1 vez por semana).**
7) **1 yogur descremado frutado.**

LAS TRES CATEGORÍAS DE VEGETALES

A: acelga, achicoria, ají, apio, berenjena, berro, brócoli, coliflor, escarola, espárragos, espinaca, hinojo, lechuga, nabiza, pepino, pim ento, rabanito, radicheta, repollitos de bruselas, repollo, tomate, zapallitos.

B: alcaucil, arvejas frescas, calabaza, cebolla, cebolla de verdeo, chauchas sin hilos, nabo, puerro, remolacha, zapallo.

C: papa, batata, choclo.

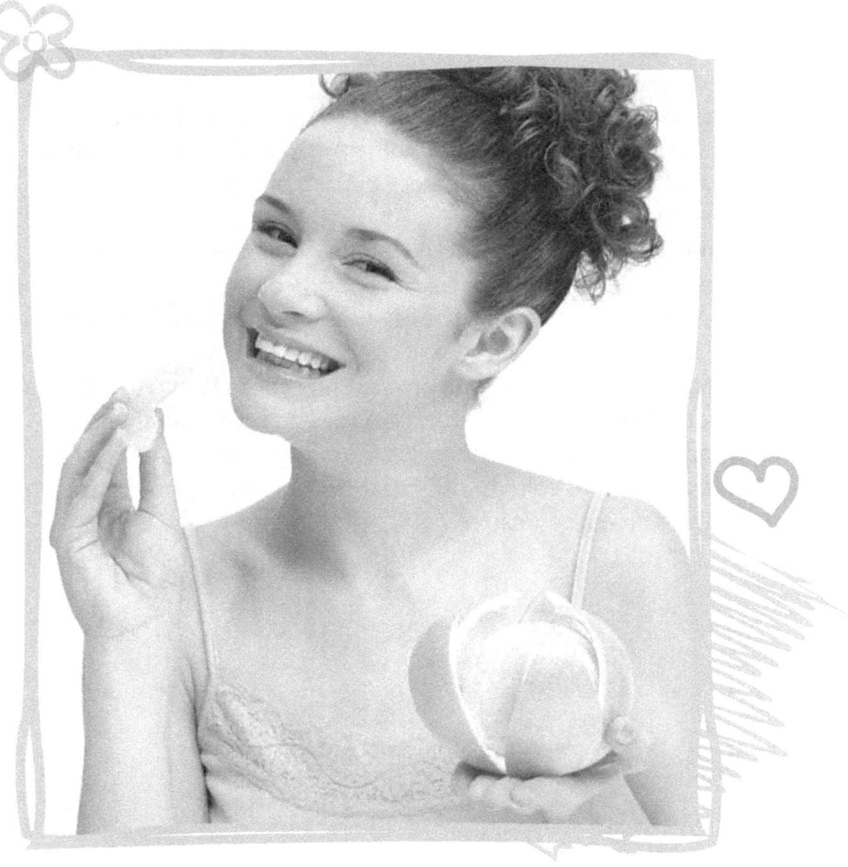

RECOMENDACIONES PARA LOS PADRES

Como ya se dijo, en la adolescencia se producen numerosos cambios. Todos ellos requieren de un período de adaptación. Muchas veces, en esos momentos, la o el adolescente se puede ver más "gorditos".

Ante esta situación, los adolescentes no deben cometer el error de dejar de comer, hacer dietas muy hipocalóricas, o el otro extremo, deprimirse y comer de más. Explicarle al chico que tampoco es bueno que se compare con una amiga/o, puesto que cada persona es un ser individual con distintos tiempos en cuanto al crecimiento y desarrollo.

Estos malos hábitos que al principio parecen inofensivos pueden agravarse con el tiempo y derivar en problemas serios de salud (anorexia nerviosa, bulimia u obesidad).

En esta etapa lo más conveniente es seguir una dieta ordenada, equilibrada, que incluya todos los nutrientes, puesto que en la mayoría de los casos el sobrepeso desaparece cuando el organismo supera los cambios propios de la edad.

Si los adolescentes no quieren comer frutas y verduras, hay que ofrecérselos en diferentes formas de cocción, como por ejemplo, budines, soufflés, tortillas, tartas, arrollados, licuados de frutas, gelatinas con frutas, etc.

Lo ideal sería incorporar a la dieta adolescente la mayor variedad de alimentos desde la infancia y que no se haga costumbre una alimentación que siempre incluya los mismos alimentos. Lo mejor es variarlos: cuanto más colores (de frutas, verduras) incluyamos en la dieta, más rica será en nutrientes.

VITAMINAS Y MINERALES INDISPENSABLES EN ESTA ETAPA

La gran revolución producida en el cuerpo de los adolescentes incrementa la demanda de vitaminas y minerales en comparación con la infancia. Estos son los nutrientes fundamentales durante esta etapa:

VITAMINAS

- **Vitamina A**: es necesaria para el crecimiento y el normal desarrollo de los tejidos. La carencia de vitamina A se traduce en problemas en la piel y en las mucosas, en especial en la retina, por lo que recibe el nombre de vitamina de la visión. Se encuentra en los vegetales de color naranja (zanahoria, tomate y zapallo), el hígado, la yema de huevo, la leche y la manteca.

- **Vitaminas del grupo B**: este complejo está constituido por la B1, B2, B3, B6, folatos y B12. La acción más importante de estas vitaminas se relaciona con el sistema nervioso y los aspectos neurológicos del organismo. Están presentes en los cereales integrales, en las carnes (tanto rojas como blancas), y en ciertos vegetales como los espárragos, espinacas y brócoli.

- **Vitamina C**: es fundamental para la formación y conservación del tejido conjuntivo, la curación de las heridas, la salud de las encías y el estado general de salud. Cumple la función de antioxidante (impide el exceso de producción de los radicales libres) y favorece la absorción de hierro por parte del organismo.
Gran cantidad de frutas y verduras la proporcionan, en especial los cítricos (naranja, limón y pomelo), perejil, kiwi, morrón, coliflor, brócoli y repollitos de Bruselas.

- **Vitamina D**: es muy importante para la fijación del calcio en los huesos. Se encuentra en las grasas animales y vegetales, pero es necesaria la exposición a los rayos solares para que el organismo la metabolice. Con diez minutos diarios al sol es suficiente.

- **Vitamina E**: es un poderoso antioxidante, que actúa contra los radicales libres. Estos radicales pueden dañar células, tejidos y órganos, y se cree que juegan un papel en ciertas afecciones relacionadas con el envejecimiento.
  - La vitamina E también contribuye a mantener el sistema inumológico fuerte frente a virus y bacterias.
  - Es importante en la formación de glóbulos rojos y ayuda al cuerpo a utilizar la *vitamina K*. También favorece el sistema circulatorio al dilatar los vasos sanguíneos e impedir que la sangre se coagule dentro de ellos.
  - La vitamina E se encuentra en los frutos secos, aceites naturales, aceitunas, germen de trigo, cereales integrales y en muchas verduras (en especial en las espinacas).

- **Vitamina K**: interviene en el proceso de coagulación de la sangre y en la cicatrización de las heridas. Este nutriente debe ser tenido en cuenta particularmente en la dieta de las adolescentes, ya que su falta puede provocar menstruaciones más largas y abundantes. Está presente en los lácteos, la yema de huevo, las verduras de hoja y las legumbres.

MINERALES

- **Hierro**: Este nutriente es uno de los principales encargados de formar glóbulos rojos, necesarios para transportar oxígeno y reponer la sangre perdida durante el ciclo menstrual en las mujeres, y formar músculo en los hombres. La deficiencia de hierro puede producir anemia si es considerable, y problemas de memoria, irritabilidad y cansancio físico en caso de que la carencia sea leve.
Encontramos el hierro básicamente en las carnes rojas, el hígado,

la avena, las verduras de hoja (espinacas) y algunas legumbres (lentejas). La vitamina C constituye un aliado importante para el mejor aprovechamiento del hierro, por eso, se recomienda consumir carnes rojas acompañadas con, por ejemplo, jugo de naranja.

- **Calcio**: prácticamente el 99% de la masa ósea está constituida por este mineral, y el 45% de este porcentaje se forma en la adolescencia. Actúa en conjunto con la vitamina D, pues la misma contribuye a una adecuada absorción del calcio por parte del organismo, que de ese modo estará adecuadamente preparado para el aumento del tamaño y la densidad ósea y para prevenir la osteoporosis en la vida adulta. Los alimentos ricos en calcio son los productos lácteos (leche, yogur, queso), brócoli, repollo, calamares, sardinas y almendras. Los lácteos descremados contienen tanto calcio como los enteros.

- **Oligoelementos**: es otro grupo de minerales que el organismo posee en pequeñas cantidades. Entre ellos se encuentra: el selenio, el cobre, el zinc y el manganeso.
  - El más requerido en la pubertad es el zinc, directamente relacionado con la síntesis de proteínas, lo que se traduce en la formación de tejidos (crecimiento de uñas y cabello, salud de la piel). También tiene una importante participación en la maduración sexual.
  - Las principales fuentes de zinc son las carnes, el huevo, el pescado, las legumbres y los cereales.
  - El manganeso es otro elemento muy necesario, ya que trabaja en conjunto con la vitamina D para favorecer la absorción del calcio. Se encuentra principalmente en los frutos secos.

CUANDO SE NECESITA TOMAR SUPLEMENTOS VITAMÍNICOS

Si durante la adolescencia se realiza una alimentación adecuada no es necesario tomar suplementos vitamínicos. Pero existen grupos de riesgo que sí la requieren. Estos son:

- **Adolescentes que practican un deporte** con regularidad.
- **Adolescentes que practican algún tipo de dieta** que no sea equilibrada (vegetariana pura, sólo de proteínas, sólo de carbohidratos, etc.)
- **Adolescentes embarazadas**, ya que a las demandas de su propio crecimiento se les suman las del bebé que se está desarrollando.

INGESTA DIARIA DE NUTRIENTES RECOMENDADA PARA LOS ADOLESCENTES

Mujeres

- Proteínas: 46 g.
- Vitamina A: 600 mcg.
- Vitamina E: 7,5 mg.
- Vitamina C: 40 mg.
- Grupo B:
- B1: 1,1 mg.
- B2: 1,0 mg.
- B3: 16 mg.
- B6: 1,2 mg.
- B12: 2,4 mg.
- Acido fólico: 240 mg.
- Vitamina D: 5,0 mcg.
- Vitamina K: 35, 55 mcg.
- Calcio: 1300 mg.
- Magnesio: 250 mg.
- Selenio: 26 mcg.
- Zinc: 4,6 mg.
- Hierro: 22 mg.
- Fósforo: 1250 mg.
- Flúor: 3.0 mg.
- Cobre: 890 mcg.
- Molibdeno: 43 mcg.
- Cromo: 24 mcg.
- Manganeso: 1,6 mg

Varones

- Proteínas: 52 g
- Vitamina A: 600 mcg.
- Vitamina E: 10 mg.
- Vitamina C: 40 mg.
- Grupo B:
- B1: 1,2 mg.
- B2: 1,3 mg.
- B3: 16 mg.
- B6: 1,3 mg.
- B12: 2,4 mg.
- Ácido fólico: 240 mcg.
- Vitamina D: 5,0 mcg.
- Vitamina K: 35,55 mcg.
- Calcio: 1300 mg.
- Magnesio: 250 mg.
- Selenio: 34 mcg.
- Zinc: 5,7 mg.
- Hierro: 10 mg.
- Fósforo: 1250 mg.
- Flúor: 3.0 mg.
- Cobre: 890 mcg.
- Molibdeno: 43 mcg.
- Cromo: 35 mcg.
- Manganeso: 2,2 mg

NUTRICIÓN ADOLESCENTE: MITOS Y VERDADES

Existen muchas creencias populares sobre la alimentación en general. Algunas en especial atañen a los niños y adolescentes. Lo importante es saber diferenciar las falsas creencias de las verdaderas para tener un conocimiento certero sobre la alimentación.

También es recomendable informarse sobre nutrición con los especialistas, con revistas o páginas web de confianza y enseñar a los hijos a ver la publicidad con ojo crítico y no creer todo lo que ésta nos vende.

A continuación, las creencias más comunes, agrupadas según distintas temáticas que atañen a la alimentación adolescente.

- **"Es mejor que coman pan negro que blanco."**
Es cierto. El pan blanco, durante el refinamiento de la harina,
pierde nutrientes esenciales y fibra. Los panes de molde integrales o
multicereales, en cambio, son mucho más nutritivos. En los adolescentes
con sobrepeso es muy importante tenerlo en cuenta, como así también
la moderación en el consumo.

- **"Es bueno que coman 2 frutas por día."**
Falso. Los jóvenes necesitan comer no menos de 3 frutas frescas
diarias diferentes. Se las puede consumir en el desayuno, la merienda, en
colaciones o como postre. Además, dos porciones de verduras crudas o
cocidas.

- **"El helado es una buena opción para los adolescentes."**
Es cierto. Los helados aportan distintos nutrientes, de acuerdo con su
elaboración. Los preparados con pulpas de frutas son buenas opciones
como así también los elaborados con leche, que aportan calcio. Si el
adolescente está con sobrepeso, es mejor que opte por los helados light,
reducidos en calorías. En cuanto a su digestión, los de fruta son los más
recomendados, ya que los de crema la dificultan.

- **"Es mejor que los adolescentes tomen leche entera a la
descremada porque es más rica en nutrientes y calcio."**
No es verdad. Los dos tipos de leche tienen la misma cantidad de
proteínas, calcio y vitaminas, la diferencia es que las últimas aportan
la mitad o directamente no contienen grasa. Por lo tanto, si existen
problemas de sobrepeso, los jóvenes pueden tomar leche descremada,
ya que tiene los mismos nutrientes y calcio que la entera.

- **"Si no les gusta la carne vacuna, se les puede dar milanesas de soja
para reemplazarla."**
Falso. La soja puede incorporarse pero no en lugar de la carne ya que
su valor nutritivo no es el mismo. La cantidad de proteínas es similar

pero no son de la misma calidad, tampoco lo es el hierro ni el zinc, y además no aporta vitamina B12 como las carnes. Si al joven no le gusta la carne vacuna en ninguna de sus formas, hay otros reemplazos proteicos verdaderos tales como el pollo y el pescado. Los nutrientes que contienen dichos alimentos no pueden ser suplantados por ninguna legumbre.

- **"La carne roja se puede reemplazar con lentejas, que son muy ricas en hierro."**
  No. Las lentejas aportan hierro, pero éste no es de la misma calidad que el de las carnes, por lo tanto no las sustituye. Para ayudar a que el hierro de las lentejas (y vegetales en general) sea mejor aprovechado por el organismo, hay que acompañar esos alimentos con vitamina C: por ejemplo, con una ensalada de verduras o jugo de naranja.
  Las lentejas son muy nutritivas: contienen magnesio, potasio, fósforo, fibra, proteínas y aportan energía. Por lo tanto, los adolescentes deberían incluirlas en la dieta aunque sea dos veces por semana en diferentes preparaciones.

HÁBITOS Y SOBREPESO

- **"Cuanto más coma, más crecerá."**
  No hay que obligar al adolescente a comer todos los alimentos porque está en una etapa de crecimiento. No es bueno sobrealimentarlo. Él tiene su propio ritmo de desarrollo y con una alimentación, completa y equilibrada, es suficiente para esta etapa.

- **"Si el adolescente tiene exceso de peso es mejor que tome líquidos antes y durante las comidas"**
  Es cierto. Los líquidos pueden ingerirse antes, durante o después de las comidas. Pero se pueden hacer algunas recomendaciones:
  Los jóvenes con peso normal pueden beber líquidos cuando deseen.
  Los que tienen sobrepeso es mejor que tomen bebidas (que no aporten calorías y con gas) antes y durante las comidas para lograr un mayor valor de saciedad.

Los que tienen bajo peso, lo ideal es que tomen líquido (sin gas) alejado de las comidas para evitar la distensión abdominal y la saciedad precoz.

- **"Las gaseosas light no son recomendables para los adolescentes porque provocan obesidad".**
  Falso. A los jóvenes con problemas de peso, justamente lo que se les indica son bebidas sin azúcar (jugos, gaseosas, aguas saborizadas), que no aporten calorías.

- **"Si el joven tiene sobrepeso, es mejor que tome jugos envasados light que jugos naturales de frutas."**
  Verdadero. Los jugos light se pueden beber libremente porque tienen muy pocas calorías; en cambio, los jugos de frutas, por contener las mismas calorías que las frutas de origen, son más calóricos. Para un adolescente que necesita bajar de peso, lo mejor es comer la fruta entera con su cáscara porque de este modo incorpora toda la fibra y responde mejor a la saciedad. En cambio, un joven con peso normal, puede beber jugo de frutas en todas sus comidas.

- **"El pan tostado engorda menos."**
  Mentira. Cuando se tuesta una rebanada de pan éste pierde agua y, además, se genera una capa crocante dando en conjunto como resultado una sensación de mayor saciedad. Pero tiene la misma cantidad de calorías que el pan sin tostar.

- **"La papa, remolacha, choclo y batata está prohibidos para los adolescentes con sobrepeso."**
  Falso. Tanto los niños como los adolescentes con sobrepeso no tienen "alimentos prohibidos", pueden comer de todo. Lo que importa en estos casos es aprender a manejar las porciones y los horarios de las comidas.
  La papa, la batata y el choclo son hortalizas ricas en almidón y pobres en otros nutrientes. De las tres, el mejor es el choclo debido a su aporte de fibra.

La remolacha, por su sabor dulce, puede dar lugar a confusiones, pero aporta un 10% de hidratos de carbono, cifra semejante al resto de las hortalizas.

Las papas o batatas fritas pueden incorporarse una vez por semana o cada quince días a modo de "gusto".

- **"Los jóvenes necesitan consumir más grasas que los adultos porque gastan más."**

  A veces. Las calorías totales que incorpore el adolescente van a depender de varios factores, entre ellos, el nivel de actividad física que realice regularmente. Si bien los jóvenes tienen el metabolismo más rápido que los adultos, este funcionamiento precisa del ejercicio y de una alimentación equilibrada.

- **"La actividad física es esencial para evitar el sobrepeso."**

  Si, es muy beneficiosa. No sólo previene el sobrepeso, sino también los problemas derivados de él y de una mala alimentación: colesterol alto, diabetes e hipertensión.

  Sin embargo, hay que aclarar que la práctica deportiva excesiva puede alterar el crecimiento y el desarrollo normal por abundancia de carga física y psicológica. Esto sucede, por ejemplo, con ciertas modalidades deportivas profesionalizadas a edades muy tempranas.

- **"Si el adolescente tiene sobrepeso y/o antecedentes familiares de obesidad debe seguir una dieta nutricional."**

  Es cierto. Si el joven tiene exceso de peso o en su familia hay casos de obesidad, diabetes o enfermedad cardiovascular, se recomienda consultar a un especialista en nutrición para organizar un plan de alimentación con un menor aporte de grasas y que las mismas sean de buena calidad.

- **"La yema tiene más nutrientes que la clara de huevo, por lo que es más conveniente que el chico consuma la primera"**
Falso. Todo el huevo es rico en nutrientes. La clara es la mejor proteína que existe mientras que la yema contiene -además de algo de proteína-, grasas aunque en baja proporción, colesterol, vitaminas A, B12 y D, y algunos minerales como el fósforo.

Los jóvenes pueden consumir un huevo entero por día, ya que ambas partes aportan nutrientes. Las formas más saludables de consumirlo son duro, poché, a la sartén o revuelto, preparado con rocío vegetal en aerosol en lugar de aceite. También se lo puede incluir en muchas otras preparaciones, como omelette, panqueques, crepes, huevos rellenos, etc.

- **"Es mejor que coman las frutas con su cáscara."**
Es cierto. Lo ideal es consumir frutas de todos los colores, para incluir en la alimentación sus diferentes aportes nutritivos. La cáscara o piel de las frutas se puede comer (menos la de los cítricos y banana, por supuesto) ya que aportan fibra y otros componentes protectores. Es muy importante que estén bien lavadas, para consumirlas sin riesgos. Se pueden comer tanto el hollejo, como la pulpa, la cáscara o piel. Por ejemplo, la piel blanca que recubre los gajos de los cítricos es una fibra soluble que ayuda a reducir el colesterol.

ALIMENTACIÓN Y DEFENSAS

- **"Para estar sanos, es bueno que los chicos consuman frutas ricas en vitamina C "**
Es verdad. Las frutas y verduras ricas en vitamina C ayudan a fortalecer las defensas del organismo, no previenen los resfríos o gripes pero podrían hacerlos más leves, contribuyendo a curarse más rápido.

Frutas y verduras ricas en vitamina C:

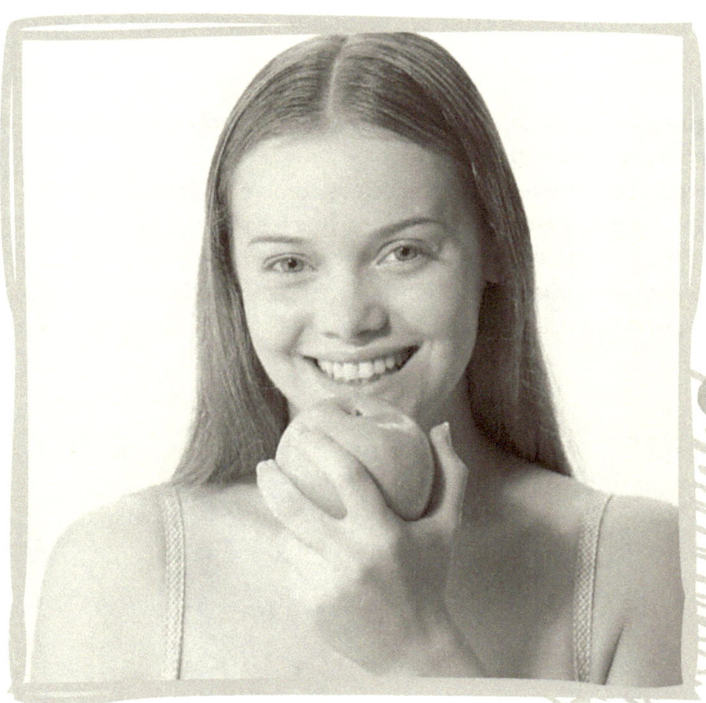

Frutas: cítricos, kiwi, frutillas, guayaba, zarzamoras, etc.

Verduras (en especial crudas): ají morrón, verduras de hojas verdes, berro, tomate, espinaca, papas.

Igualmente, la alimentación debe ser completa y equilibrada para que el sistema inmunológico trabaje de forma eficaz, actuando como escudo protector de enfermedades.

- **"Si el joven está tomando antibióticos, es recomendable que consuma yogur."**
Verdadero. Tanto los adolescentes como niños o adultos, al tomar antibióticos durante un tiempo pierden la flora intestinal por el efecto de

los mismos. Por lo tanto, para que sea restituida se recomienda tomar un yogur por día.

- **"Para que tengan las defensas altas es conveniente que tomen productos con probióticos."**
  No siempre. Los yogures con probióticos como el lactobacillus casei defensis son buenos, pero no es necesario que los jóvenes los tomen a diario para estar sanos, si hacen una alimentación variada, equilibrada y completa. Lo que no puede faltar en su alimentación es la leche, el yogur y el queso, por su aporte de calcio, esencial para el buen desarrollo de sus huesos.

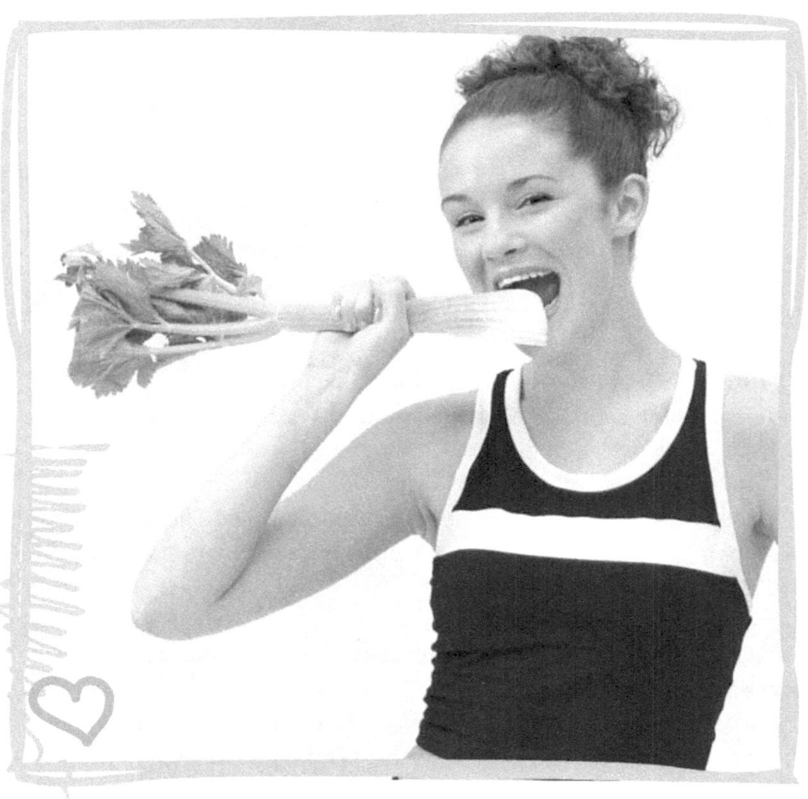

ADOLESCENTES VEGETARIANOS

"No hay problema que los jóvenes sean vegetarianos estrictos."
Falso. No es recomendable que los adolescentes sigan un plan vegetariano estricto ya que pueden surgir deficiencias nutricionales. Al no consumir lácteos, huevo ni carnes, alimentos realmente necesarios en la alimentación, los adolescentes no incluyen las vitaminas, ni las proteínas para poder cubrir sus requerimientos diarios.

"Las dietas lacto-ovo-vegetarianas son más factibles de realizar por los jóvenes."
Es cierto. Aunque al faltar las carnes, no existe aporte del hierro y el zinc de excelente calidad que dichos alimentos contienen. En este caso, es conveniente el consejo de un/a nutricionista para evitar carencias nutricionales.

CAPÍTULO 2:

La salud en la adolescencia

El médico pediatra le queda chico. El clínico le queda grande.

Desde los 10 a los 20 años los adolescentes son una gran contradicción: sus cuerpos todavía infantiles sufren enfermedades de niños a la vez que comienzan a tener problemas que son propios de la edad adulta. ¿A qué médico llevarlos? A un hebiatra, el especialista en salud adolescente.

El médico hebiatra, se ocupa exclusivamente de los chicos entre los 10 a los 20 años.

Muchos hebiatras son, al mismo tiempo, pediatras. La razón es muy simple: trabajan permanentemente en relación al crecimiento y desarrollo de una persona. Pero también hay muchos que son clínicos, ya que en todos los casos deben recibir una formación especializada.

LA IMPORTANCIA DE LA CONSULTA MÉDICA

El hebiatra se encarga de ayudar, orientar, diagnosticar y curar a un ser que está en pleno proceso de cambio antes de que llegue a la edad adulta y sea más difícil dicho tratamiento.

La consulta con un hebiatra será la oportunidad de diagnosticar enfermedades o situaciones que no se descubrieron en la niñez, por ejemplo: malformaciones, asimetrías en la longitud de los miembros, deficiencias visuales o auditivas, inmadurez o conflictos emocionales. También se puede llegar a detectar problemas y dificultades propios de la etapa de crecimiento y desarrollo y que hacen su aparición en esta edad (escoliosis, osteocondritis -inflamación de los huesos- de diversa índole, depresión).

¿CUÁL ES LA FUNCIÓN DE UN MÉDICO HEBIATRA?

- Además de ocuparse de las enfermedades que pueda presentar el paciente adolescente, el hebiatra cumple un rol muy importante al bajar el nivel de ansiedad respecto al crecimiento normal del cuerpo del joven, dado que, especialmente en la primera parte de la adolescencia, a los chicos les inquieta de forma consciente, o no, lo relativo a sus órganos sexuales, preocupándoles suponer o pensar que son diferentes al resto.
- El hecho de ser examinados, medidos, pesados, les da tranquilidad y les permite seguir creciendo sin angustias.
- La consulta también es útil a la familia y a los padres en particular, ya que de esa manera sabrán que su hijo o hija están desarrollándose bien.
- Es en estas visitas cuando aparecen ciertos temores, por ejemplo: a un escaso o lento desarrollo genital, el miedo inconsciente a la homosexualidad, al inicio de una vida sexual precoz y sus connotaciones negativas, como son las enfermedades de transmisión sexual, o a una gestación no deseada.
- El hebiatra puede calmar estos temores tanto de los chicos como de los padres.

CUANDO LA HIJA ENTRA EN LA ADOLESCENCIA

"¿Dónde la llevo a su pediatra o a mi ginecóloga?" suele preguntarse la madre cuando aparecen los primeros síntomas de que la niña se está transformando en púber.

Ya sea que se consulte a uno u otro, la profesional adecuada será la ginecóloga de adolescentes o a la hebiatra (especialista en adolescencia general), y lo más importante será no angustiarse ni transmitir preocupación a la niña.

RECOMENDACIONES PARA LAS MADRES

- **Explicarle a la niña que la "nueva" doctora acompañará esta nueva etapa** de su vida y quizá más tiempo, ya que será la especialista en su salud ginecológica.
- **Preferiblemente elegir una profesional mujer.**
- **Enseñar a la niña buenos hábitos de higiene íntima,** de prevención y destacar que debe cuidar y valorar siempre el propio cuerpo.
- **Tener una actitud positiva y divertida para con la niña,** celebrando sus cambios como algo natural y maravilloso a la vez. Será el tiempo de los "no sé" de la madre ante alguna pregunta y a continuación… "pero lo voy a averiguar y luego te cuento".
- **Demostrarle a la nueva adolescente la importancia de informarse bien y que le pregunte sus dudas:** la consulta con la profesional y la lectura de libros especializados dan respuestas a las preguntas mucho mejor que las amigas y las creencias populares.
- **Es importante que la madre no sea intrusiva, que la escuche** y le dé importancia a las dudas de la niña sin dramatizar. Es bueno tranquilizarla, para que la nueva adolescente pueda confiar en su madre.

LOS TRES GRANDES ENEMIGOS DE LA SALUD ADOLESCENTE

Durante la adolescencia se experimentan grandes cambios no sólo en el plano físico sino también en el emocional. Los jóvenes suelen sentirse muy vulnerables y disconformes con respecto a su imagen, lo que puede tener como consecuencia conductas poco saludables. Entre los problemas relacionados con la nutrición que se pueden presentar en la pubertad y adolescencia con mayor frecuencia se encuentran:

- **Obesidad**: enfermedad que consiste en la acumulación de tejido adiposo o grasa en el organismo. Contribuyen a su aparición el exceso de calorías en la dieta y el sedentarismo.
- **Anorexia nerviosa:** alteración psicológica en la que la paciente (se presenta más comúnmente en la adolescente mujer) se siente obesa cuando en realidad está delgada y no tiene apetito. También hay otros trastornos alimentarios, como una nueva patología en crecimiento entre los adolescentes que es la drunkorexia, donde se restringen las calorías de la dieta para poder beber más.
- **Bulimia**: consumo compulsivo de gran cantidad de alimentos, seguido de sensación de culpa. Esto conduce a la provocación de vómitos e ingesta de laxantes para eliminar lo consumido y bajar de peso.
A continuación, se desarrollan cada una de estos trastornos almentarios.

OBESIDAD JUVENIL

Tanto pediatras como nutricionistas –entre otros profesionales- coinciden en que desde hace algunos años la tendencia a la obesidad infantil y juvenil está en franco aumento. De hecho, el problema de la obesidad en los niños y jóvenes es parte de uno aún mayor, global: en el mundo la cantidad de obesos de todas las edades ha crecido considerablemente, a punto tal que a este trastorno de la conducta alimentaria ya se lo considera una epidemia.

¿POR QUÉ LOS CHICOS ENGORDAN?

Básicamente por tres motivos.

1.**La inseguridad en las ciudades produjo un cambio de hábitos.** En la ciudad, los niños y jóvenes ya no salen a la calle a jugar o hacer un deporte, sino que permanecen en sus hogares y se entretienen "sedentariamente": con la computadora, tablet y toda la nueva tecnología. El sedentarismo juega un papel fundamental en el desarrollo de la obesidad. Un chico sedentario normalmente come y, cada vez más frecuentemente, incorpora otros hábitos como el tabaco o el alcohol.

2.**Razones de índole económica** que también se tradujeron en modificaciones de las costumbres urbanas. Cada vez son menos los padres que pueden mandar a sus chicos al club o que tienen recursos como para enviarlos a hacer cualquier otro tipo de actividad extra-escolar.
Si sumamos el factor "inseguridad" y el factor "menos dinero para actividades físicas" se obtiene una excelente fórmula para generar niños y jóvenes obesos.

3.**La forma de alimentarse de hoy en día:** en la actualidad se suele optar por alimentos industrializados –que son ricos en grasas saturadas y por lo tanto en calorías- y se dejan de lado las comidas saludables.

El común denominador de todos los tratamientos para bajar de peso debería ser la modificación de la conducta alimentaria y la incorporación de actividad física a diario. La ingesta habitual de calorías que provienen de los alimentos debe estar de acuerdo con el nivel de gasto energético.

RECOMENDACIONES PARA LOS PADRES

- **Que el joven coma varias veces al día** (cuatro o cinco), porciones pequeñas y masticando bien (no deglutiendo).
- **Hacer actividades físicas en familia.**
- **Enseñarle la diferencia entre comer por hambre y comer por aburrimiento**, y que no coma a deshoras.
- **Evitarle los tiempos de ocio.**
- **Plantear objetivos realistas.**

Los niños con sobrepeso u obesos deben ser controlados por un profesional de la salud, quien cumplirá con la tarea de ordenar los estudios y exámenes que fueran necesarios a los fines de descartar una enfermedad que podría estar provocando el exceso de peso.

La importancia del apoyo familiar

Si bien la correcta alimentación y la actividad física son pilares importantes, para el tratamiento de la obesidad juvenil es fundamental el apoyo familiar.

Dada la rebeldía propia de los adolescentes, es clave que la decisión de bajar de peso provenga no sólo de los padres, sino también del hijo obeso. Y si es el hijo el que inicialmente tomó la decisión, los padres deberían acompañarlo y estimularlo para que se sienta bien físicamente, se pueda mover más y elimine el sobrepeso no con sufrimiento sino con la convicción de que tomó una decisión por la que su salud estará siempre agradecida.

- **Hablar con sus amigos cercanos** y pedirles que no lo tienten con comida chatarra.
- **Organizarle actividades físicas** con sus amigos y compañeros.

- **Controlar la ingesta alimentaria fuera de la casa,** es decir, fijarse dónde suelen comer y no dar dinero de más.
- **Si los compañeros lo molestan por ser gordo, entonces escucharlo** y propiciar que se desahogue (el desahogo en sí calma).
- **Consultar a un nutricionista.**

LOS PROBLEMAS DE SALUD QUE ACARREA LA OBESIDAD

El exceso de peso aumenta el riesgo de padecer las siguientes enfermedades:

- **Hipertensión.**
- **Enfermedades cardiovasculares.**
- **Diabetes mellitus tipo 2.**
- **Un dato:** Hace veinte años atrás no había niños ni adolescentes con este tipo de diabetes, y ahora sí. Cada día hay más casos, hecho relacionado directamente con la obesidad. Antes la diabetes no dependiente de insulina ocurría a los 35, 40 o 50 años, no a los 14 o 15 años como se da actualmente).

¿ES SU HIJO OBESO?

Para saber si un adolescente (aunque también vale para adultos) tiene problemas de peso más allá de lo que sea visualmente evidente, se suele utilizar el llamado índice de masa corporal, o sencillamente IMC.

- Este índice se obtiene dividiendo el peso de la persona por el cuadrado de su altura. El resultado debe compararse con la tabla de resultados. Por ejemplo: El joven mide 1,70 m y pesa 60 kilos. El cálculo es: 60 = 20 ÷ (1.70 x 1.70)
- De acuerdo a la tabla de resultados el índice obtenido es de peso normal.

RESULTADOS
- **Si el IMC está entre 18 y 26: el peso es normal.**
- **Si el IMC está entre 27 y 29: sobrepeso.**
- **SI EL IMC supera los 30: obesidad.**

ANOREXIA NERVIOSA

Esta es otra de las enfermedades que suele tener su blanco en los adolescentes, en especial, en las mujeres, aunque el porcentaje de varones anoréxicos está aumentando considerablemente en la actualidad.

La palabra **anorexia** significa falta del deseo de comer. Esta pérdida puede obedecer a diferentes motivos y se puede clasificar, de acuerdo a ellos en: **primaria o secundaria.**
- **Primaria** o sin causas aparentes, como en el caso de la Anorexia nerviosa.
- **Secundaria**, es la que aparece en respuesta a varias causas, por ejemplo, enfermedades, tumores, problemas metabólicos, depresión y consumo de drogas, entre otras.

La anorexia nerviosa es una enfermedad muy antigua, la sufrieron muchas personalidades en el mundo y hasta ciertas santas, como **Santa Catalina de Siena,** que fue el primer caso reportado en la historia.

Muchos adolescentes con anorexia restringen la ingesta de alimentos haciendo dieta, ayuno o practican ejercicio físico excesivo. Apenas comen, y lo poco que ingieren se convierte en una obsesión.

Otras personas que padecen anorexia recurren a los atracones y las purgas: ingieren grandes cantidades de alimentos y luego tratan de deshacerse de las calorías induciendo el vómito, tomando laxantes, haciendo ejercicios físicos en exceso, o mediante una combinación de estas.

Según las estadísticas, 1 de cada 25 adolescentes sufre algún trastorno alimentario. Dentro de este grupo, el 10 por ciento sufre anorexia o bulimia. La Argentina es el segundo país del mundo con más casos de bulimia y anorexia.

LOS PRINCIPALES SÍNTOMAS

Este trastorno se caracteriza por la sumatoria de las siguientes características:

- **Deseo irracional por bajar de peso:** éste es el generador de conductas compulsivas orientadas al control de la ingesta calórica diaria.
- **Distorsión corporal:** la persona se percibe a sí misma con un tamaño irreal. Los adolescentes que la padecen se ven más gordas/os o de mayor peso y tamaño del que muestra la realidad.
- **Cambios en el estado de ánimo:** es frecuente ver cómo los afectados cambian de ser personas alegres y comunicativas a encerrarse en sí mismos, tener alta competitividad, desconfianza, aislamiento social, tristeza, exigencia desmedida y control. En general, el estado anímico se vuelve depresivo y negativo.

OTRA SEÑALES A TENER EN CUENTA

Desde el punto de vista de la salud corporal ante un cuadro de anorexia suelen aparecer:

- **Quejas de mala digestión** y de dolores abdominales sin causa.
- **Náuseas y asco** marcado por ciertos alimentos principalmente carnes rojas.
- **Alteraciones en la piel,** como sequedad, opacamiento y falta de luminosidad.
- **Alteración del ritmo evacuatorio** con predominio de la constipación, la que suele ser pertinaz y muy rebelde, lo que empuja al adolescente a usar y abusar de los laxantes, complicando el cuadro.
- **Manos y pies muy fríos.**
- **Pelo quebradizo,** aumento del vello en brazos, piernas y espalda.
- **Alteraciones dentales,** como pérdida del esmalte, aparición de caries, dolor y sangrado de las encías.
- **Pérdida del ciclo menstrual,** pasando desde la irregularidad hasta la falta total del mismo, siendo éste uno de los síntomas más graves y el

que genera alarma en la familia. Lamentablemente cuando ocurre esto es porque la enfermedad ya está establecida.

- **El/la joven se rehúsa a participar de la mesa familiar** y prefiere comer solo.
- **Se levanta de noche a comer.**
- **Pierde o gana mucho peso abruptamente.**
- **Rechaza la comida y se excede en la actividad física.**
- **Tiene atracones recurrentes:** mucha comida en poco tiempo y sin control.
- Baja autoestima, que puede llevar al aislamiento.
- **Empieza a comprar, manipular y acopiar alimentos.** Así como alimentar y cocinar para todos los familiares y amigos, pero sin probar bocado de lo producido. Es frecuente ver como estos jóvenes se vuelven expertos cocineros y hasta acumulan conocimientos sobre los alimentos y sus calorías.
- **Todo lo anterior puede coexistir con trastornos del sueño** y con la clara tendencia a vestirse con ropa ancha y oscura, sumado a algunos o muchos de los cambios en la conducta de relación explicados.

Ante estos signos, consulte al médico:

- Falta de por lo menos 3 menstruaciones en las mujeres adolescentes.
- Pérdida de interés sexual en los varones.
- Intenso temor a subir de peso con horror a la gordura y a la flaccidez en ambos.
- Distorsión de la percepción de la imagen corporal (sentirse gordo).

Recomendaciones para los padres

- **La alimentación de los hijos es responsabilidad de los padres**, por eso es importante que estén atentos, pero sin perseguirlos.
- **Observar al joven** y ante la aparición de los cambios de conducta, evitar justificarlos u ocultarlos.
- **El mejor camino es la consulta con el profesional indicado**, dejando de lado la creencia de que son conductas pasajeras o caprichosas.
- **Al buscar ayuda, el orden de prioridades es consultar con el médico familiar** y luego con el especialista en trastornos nutricionales.

Cómo prevenir la anorexia

- **Tratar de lograr que la comida familiar sea un lugar para el diálogo**.
- **Incentivar a los chicos a evitar la vida sedentaria** y a realizar actividad física regular.
- **Establecer una rutina de horarios de comidas.**
- **Incorporar en la dieta infantil y adolescente frutas y verduras,** evitar la comida chatarra y las grasas. Procurar llevar una alimentación saludable.

BULIMIA

La bulimia es una enfermedad similar a la anorexia. La persona afectada come en exceso pero después trata de compensar el atracón mediante el vómito inducido o el ejercicio físico intenso para evitar subir de peso. Con el tiempo, esto puede resultar peligroso, tanto física como mentalmente y conducir a comportamientos compulsivos.

- **Una persona se puede considerar bulímica cuando recurre a los atracones y a la purga de manera regular,** al menos dos veces por semana, durante un par de meses.
- **A diferencia de quien come de más en una fiesta y al otro día va al gimnasio y se cuida en la dieta, los bulímicos consumen grandes**

cantidades de comida de golpe (generalmente comida chatarra) y suelen hacerlo a escondidas.

- **Suelen sentir que no pueden dejar de comer.** Quienes padecen bulimia luego recurren a los vómitos, a los laxantes o al ejercicio físico excesivo.
- **A menudo van** al baño inmediatamente después de comer.
- **Consumen solo alimentos light** o con bajo contenido en grasa (excepto en los atracones).
- **Con frecuencia ingieren alimentos que no están cocidos** o que aún están congelados.

- **Pueden comprar laxantes, diuréticos o enemas con regularidad.**
- **Suelen aislarse socialmente,** especialmente evitando las comidas o las fiestas donde se sirve comida.

Diferencia entre bulimia y anorexia

Si bien la anorexia y la bulimia son muy similares, las personas anoréxicas suelen ser muy flacas y tener un peso inferior al normal. Por el contrario, las personas bulímicas pueden tener un peso normal o estar un poco excedidas de peso.

Trastorno por atracón

Este trastorno alimentario es similar a la anorexia y la bulimia. En este caso la persona se da atracones regulares (más de tres veces por semana). Pero, a diferencia de los otros trastornos alimentarios, las personas afectadas no intentan "compensar" el exceso con purgas.

La anorexia, la bulimia y el trastorno por atracón implican patrones de alimentación no saludables que comienzan de manera gradual y llegan al punto en que la persona pierde el control y ponen en riesgo así su salud y su vida.

DRUNKOREXIA O EBRIOREXIA

Aún no se ha registrado dicha expresión como término médico, pero ya se reconoce con este nombre a una patología que se observa en un número cada vez mayor de adolescentes. Básicamente, consiste en contrarrestar el aporte calórico del alcohol, reduciendo la cantidad de alimento ingerido.

Afecta principalmente a aquellos jóvenes obsesionados por su imagen, que intentan evitar de cualquier manera aumentar de peso. El problema radica en que, si bien presentan tal preocupación con respecto a su cuerpo y poseen plena conciencia de que las bebidas alcohólicas son híper calóricas, prefieren dejar de comer a dejar de beber.

Según la fundación Renfrew Center, de EE. UU., alrededor del 30% de los jóvenes de entre 18 y 24 años, si saben que asistirán a una fiesta donde consumirán alcohol, no comen o cenan.

Para dar lugar a esta patología deben darse dos factores de forma combinada:

- **La búsqueda de la aceptación del joven** por parte de su grupo de pertenencia.
- **Las exigencias de sus grupos de referencia:** éstos suelen reivindicar como valores primordiales el hecho de ser exitosos, hermosos y de gozar al límite buscando nuevas emociones.

Drunkorexia y anorexia: sus diferencias

Ambos son trastornos de la alimentación, sin embargo, son dos patologías diferentes:

- **Quienes sufren anorexia** pretenden reducir al máximo las calorías ingeridas, por lo tanto, evitan consumir bebidas alcohólicas.
- **Quienes padecen drunkorexia** no quieren dejar de beber, pero tampoco están dispuestos a aceptar que las calorías que aporta el alcohol les provoque un aumento de peso. Por eso, las restringen de los alimentos.

- **La drunkorexia obliga a los padres a prestar atención** no sólo al consumo de alcohol de los jóvenes, sino también a las conductas generales de sus hijos.
- **Es vital aumentar la comunicación afectiva**, buscar el encuentro y crear espacios de diálogo.
- **Inculcar las conductas sanas y dar el ejemplo.**
- **No permitir la autoexigencia desmedida.**
- **Construir la autoestima de los hijos dando prioridad al contenido sobre la forma.** Son los padres quienes deben explicar a los hijos dónde reside la verdadera importancia de las personas.

EL CONTROL DE LA PRESIÓN ARTERIAL

Es importante en la consulta médica evaluar la presión arterial del adolescente para prevenir la hipertensión y las enfermedades cardiovasculares. Estos son los parámetros normales de la presión arterial según la edad:

Cifras Límite para Presión Arterial en Adolescentes

Edad en Años	Sistólica mmHg	Diastólica mmHg
10-12 años	125	81
13-15 años	135	85
16-19 años	141	w91

Referencia:
>: menor a …

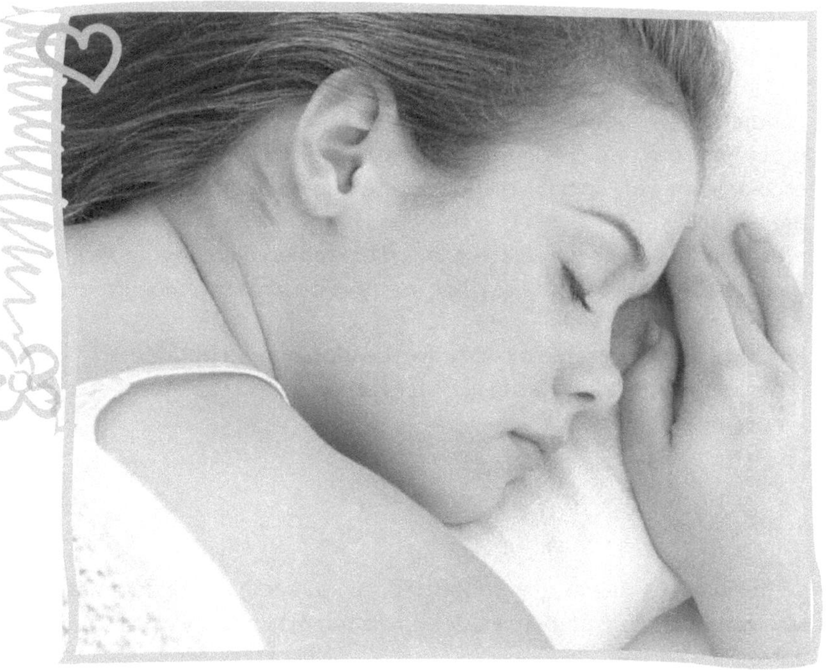

EL SUEÑO EN LOS ADOLESCENTES.

Fisiológicamente los adolescentes tienen tendencia a acostarse más tarde, y como deben levantarse temprano para cumplir con sus obligaciones escolares, no logran descansar lo suficiente. Esto puede generarles un menor rendimiento en sus actividades y alteraciones en su estado de ánimo.

Por otro lado, los jóvenes salen a bailar a las 2 de la mañana. Esta costumbre perturba el descanso del fin de semana y los sobreexcita, además de predisponerlos a ingerir bebidas estimulantes y desarrollar actividades de riesgo.

La consecuencia es que al comenzar la semana no se encuentran en condiciones de mantener un ritmo adecuado en la vida escolar y social.

LAS CONSECUENCIAS DE DORMIR POCO

Como en todas las edades, la falta de sueño nocturno altera la conducta y el rendimiento intelectual. En los adolescentes esos problemas son más preocupantes porque desarrollan una actividad escolar y una vida social. Un adolescente que no duerme bien puede presentar:

- **Problemas de aprendizaje**, como si tuviera un bajo nivel intelectual, cuando en realidad la falta de concentración y memoria ocurren por descanso insuficiente.
- **Puede estar agresivo o excitado**, cuestión que no permite que desarrolle adecuadamente las tareas en la escuela y perturba sus relaciones familiares.

EL DESCANSO ADECUADO

Las horas necesarias que debería dormir un adolescente dependen de su edad. Cuantos más jóvenes, deben dormir más horas y éstas varían entre 9 y 11 horas.

Actualmente, son pocas las familias que consiguen que sus hijos adolescentes duerman más de 9 horas o que se vayan a dormir temprano. Esto está estrechamente relacionado con las exigencias de la sociedad actual y la oferta de entretenimientos que estimulan a los chicos a quedarse conectados con la computadora, entre otras diversiones.

RECOMENDACIONES PARA LOS PADRES

- **La familia debe tomar un papel activo**, conversando con sus hijos acerca de la importancia del descanso. Se debe encontrar la forma de llegar a los chicos con la conversación y no con castigos.
- **Dar el ejemplo**. Es obligación de madres y padres orientar el rumbo de

los hijos, muchas veces empezando por llevar ellos mismos un estilo de vida saludable.

- **Es muy importante tener hábitos y horarios de comidas ordenados**.

LA SALUD BUCAL

Los cambios que ocurren durante la adolescencia influyen directa o indirectamente en la salud bucal.

Además de las caries, aftas, gingivitis, problemas odontológicos propios también de la adultez, los adolescentes suelen tener con frecuencia halitosis.

HALITOSIS ADOLESCENTE

Definida comúnmente como "mal aliento", *halitosis* deriva del latín *halitus* que significa "respiración" y del griego *oasis* que significa "condición anormal". Por lo tanto, *halitosis* es la denominación de la condición anormal del aliento.

Entre el 85 y 90% de los casos de halitosis se origina en la boca y solamente entre el 5 y 10% fuera de ella; este porcentaje da cuenta de la importancia de la salud bucal como una de las principales causas que originan el mal aliento.

Sin embargo, la halitosis puede tener causas que van más allá, porque socialmente los adolescentes que la padecen se sienten rechazados e inhibidos.

PRINCIPALES CAUSAS DEL MAL ALIENTO

De origen bucal:

- **Falta de higiene dental**: principalmente cuando el joven no se cepilla los dientes antes de irse a dormir.
- **Enfermedades de origen gingival**: esto está relacionado con las encías y el tejido de sostén del diente. Cuando la encía se inflama, se produce un sangrado a veces visible y otras veces no, pero que se evidencia por el mal aliento que genera esta situación.
- **Filtraciones en algunas restauraciones y coronas mal adaptadas**.
- **Erupción de la muela de juicio:** muchas veces esto puede inflamar la zona alrededor de la corona dentaria, lo cual causa muy mal aliento. A la vez, el joven no se cepilla en la zona porque le causa dolor y provoca un círculo vicioso: dolor por la inflamación, y falta de higiene que genera más inflamación e infección.
- **Caries dental**: si es abierta y profunda produce mal aliento, ya que es un nicho ecológico para la flora bacteriana y para la acumulación de restos alimentarios que son difíciles de higienizar.
- **Aftas**: hay varias causas que las provocan, pero en los chicos y adolescentes es muy común que aparezcan en época de exámenes debido al estrés y durante los cambios hormonales (adolescencia, menstruación, embarazo, etc.). También son comunes en períodos gripales, porque las defensas del organismo descienden y aparecen las aftas.
- **Disminución del flujo salival (xerostomía)**: la saliva es un vehículo protector de las mucosas y tejidos blandos por su contenido de enzimas y proteínas, pero también produce un efecto de arrastre y limpieza de la placa bacteriana; si esta acción se ve afectada, se produce la halitosis. Causas posibles de xerostomía son: ingesta de ciertos medicamentos, desórdenes de las glándulas salivales, y respirar por la boca durante la noche (esto reseca las mucosas y la garganta y favorece la acumulación de microorganismos).
- **Hongo bucal (cándida albicans)**.
- **Malas posiciones dentarias**: evitan la correcta higiene dental.
- **Tratamientos de ortodoncia.**

Causas de origen extra-bucales

- **Bulimia**: los vómitos acidifican la saliva.
- **Anorexia**: la falta de alimento y el ayuno prolongado producen mal aliento.
- **Dietas hipovitamínicas.**
- **Enfermedades gástricas.**
- **Infecciones respiratorias**, pólipos nasales, bronquitis crónicas y sinusitis crónicas.
- **Comidas picantes.**
- **Diabetes** (aliento a acetona).
- **Enfermedades hepáticas y renales.**
- **Amígdalas agrietadas.**
- **No lavarse los dientes** al levantarse y no desayunar.

RECOMENDACIONES PARA LOS PADRES

- Los siguientes hábitos ayudarán a prevenir la halitosis:
- **Concurrir al odontólogo**, para verificar que las restauraciones no estén filtradas y realizar una limpieza profunda.
- **Realizar una correcta higiene diaria**, usando colutorios refrescantes (si son mentolados, mejor), hilo dental y cepillo de cerdas sintéticas.
- **Desayunar correctamente**.
- **Mantener la boca húmeda**: tomar, por lo menos, 2 litros de agua por día; de esta manera se propicia el correcto funcionamiento de las glándulas salivales.
- **Evitar alimentos picantes y fuertes**.
- **Es necesario evitar el cigarrillo**: fumar a la mañana sin haber desayunado genera halitosis.
- **Los niños o adolescentes que tengan tratamientos de ortodoncia** deberán concurrir cada tres meses a una consulta con el odontólogo.
- **Algunos medicamentos (principalmente jarabes) dejan muy mal aliento**, por eso, luego de ingerirlos hay que lavarse los dientes y enjuagarse la boca con un colutorio.
- **No tomar mate en ayunas.**

- **Masticar goma de mascar sin azúcar**, de menta o mentol.
- **Beber jugos cítricos en ayunas** refresca el aliento y fortalece las encías, por su contenido de vitamina C.
- **Es recomendable usar hilo dental**, como mínimo una vez por día; por ejemplo, durante el cepillado de la noche.

CÓMO TENER UNA BUENA SALUD BUCAL.

- **Es la adolescencia se debe dar mucha importancia a la frecuencia y calidad del cepillado.** Se deben usar cepillos de buena calidad, dentífrico con flúor, hilo dental y colutorios antisépticos que ayuden a desinflamar la encía.

- **En la preadolescencia (doce años aproximadamente) es necesario hacer la consulta odontológica**, ya que es muy común la "gingivitis del adolescente". Si no se trata, ésta progresa y puede derivar en

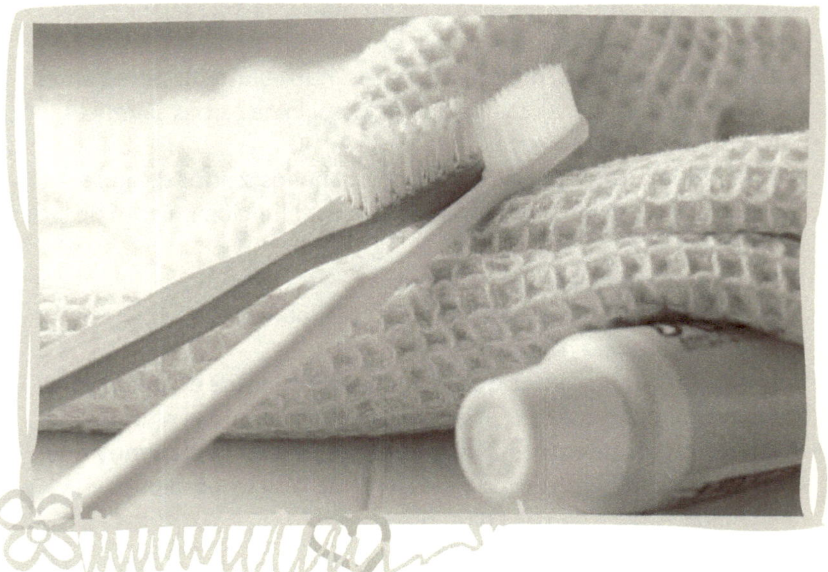

periodontitis en la que además de la inflamación y el sangrado habrá movilidad de la pieza dentaria.

- **Cuando un adolescente juega algún deporte de riesgo, se debe confeccionar los denominados "protectores bucales",** que son planchuelas de silicona que el odontólogo adapta perfectamente a la boca previa toma de impresiones. Es importante que las mismas se higienicen colocándolas en agua con bicarbonato y cepillándolas con cepillo dental.

- **Evitar que se coman las uñas.** Este es un hábito común en los adolescentes. Sin embargo, sus consecuencias se notan no solamente en los dedos, que se deforman, sino también en la dentadura, principalmente en los dientes anteroinferiores que se desgastan en el borde superior.

- **Hablar con los chicos sobre el daño que provoca el tabaco, también en la salud bucal.**
  El hábito de fumar, presente muchas veces en el inicio de la adolescencia y durante la misma, es muy perjudicial para los dientes y la mucosa que recubre la boca. El cigarrillo tiñe los dientes de marrón, hace que el esmalte se torne poroso y sensible a la formación de caries, inflama las encías, retrasa la cicatrización luego de una extracción o cirugía, y tal vez, lo más grave, con el tiempo si se trata de fumador crónico puede padecer cáncer bucal, además del de pulmón.

- **Evitar el uso de "piercings" en la lengua o boca.** Las perforaciones bucales pueden causar complicaciones como **infecciones, hemorragias y daños en los nervios.**
  Además, se corre el riesgo de ahogarse accidentalmente con los aretes o las argollas, y estos elementos también pueden **astillar o quebrar los dientes y dañar las encías.**

- **Recordar siempre que los padres deben dar el primer ejemplo** en cuanto a la higiene dental, hábitos saludables y la concurrencia al odontólogo de forma anual para control.

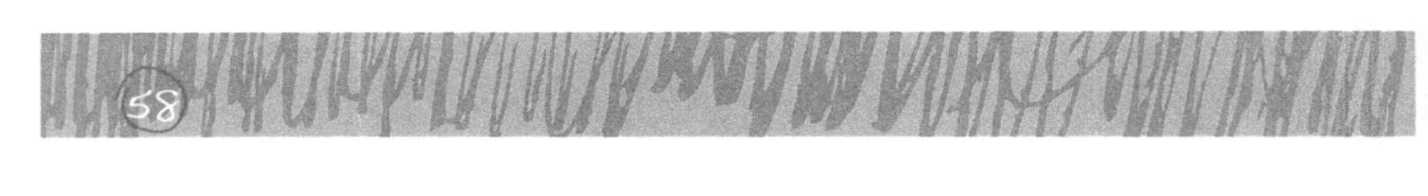

CAPÍTULO 3

La actividad física y deportes

El esparcimiento, el juego y el deporte deben ser parte de la vida cotidiana del niño y adolescente. La iniciación temprana en el tiempo libre y el deporte forma parte de una filosofía que está asociada a la prevención y promoción de la salud.

El niño que se incluye tempranamente en el placer del movimiento del cuerpo, tiene contacto con la naturaleza, disfruta del aire libre, adquiere una información que penetra profundamente en él, que queda impresa para toda su vida. Y deseará continuar con ese estilo de vida en la adolescencia y adultez.

La práctica de deporte es un ingrediente esencial para una vida sana. Es por esto que su prescripción debería ser una de las funciones del pediatra o hebiatra, encargados de supervisar el desarrollo del niño o adolescente y velar por su bienestar físico y psíquico.

Si la práctica deportiva empieza desde una temprana edad los chicos pueden desarrollar una relación con su cuerpo basada en la seguridad, y desenvolverse en un ambiente de competencia sana, donde se enfatiza el respeto por uno mismo y por los demás antes que el alto rendimiento y la necesidad de ganar.

LAS ACTIVIDADES FÍSICAS RECOMENDADAS DESDE LA NIÑEZ

La Sociedad Argentina de Pediatría y la Sociedad Americana de Pediatría recomiendan que el niño no practique un deporte solo sino una **diversidad de actividades.**

- **A partir de los 3 o 4 años pueden hacer actividades recreativas:** reconocimiento del cuerpo, moverlo, estar en el agua, sentir esas sensaciones, el correr al aire libre en lugares seguros y muy controlados. Es importante aprender a disfrutar del placer del cuerpo en movimiento.
- **Luego, hacer deportes no competitivos.** No se aconseja que hagan este tipo de actividades a corta edad por que se hace un sobreuso del cuerpo y esto lleva a la no diversidad (hay deportes que usan sólo una parte del cuerpo).
- **En las primeras etapas de la práctica deportiva les cuesta mucho a los más chicos** la aceptación de reglas: esto lo van incluyendo progresivamente y es muy positivo para su desarrollo social.
- **En la pre-adolescencia y adolescencia se puede empezar con especialidades deportivas.**

ADOLESCENTES: LOS BENEFICIOS DE LA ACTIVIDAD FÍSICA

A NIVEL DEL CUERPO

- **Favorece el autoconocimiento corporal.** Ayuda a conocerse a sí mismo a nivel físico, de la motricidad y del movimiento corporal.
- **Previene enfermedades.** La actividad física actúa evitando todos los problemas que acarrea el sedentarismo: obesidad, hipertensión, diabetes, etc. El chico sedentario está más predispuesto a estas patologías.
- **Enseña a ser libre.** Permite aprender a mover el cuerpo con desenvoltura, y esto lleva a los niños a ser libres.

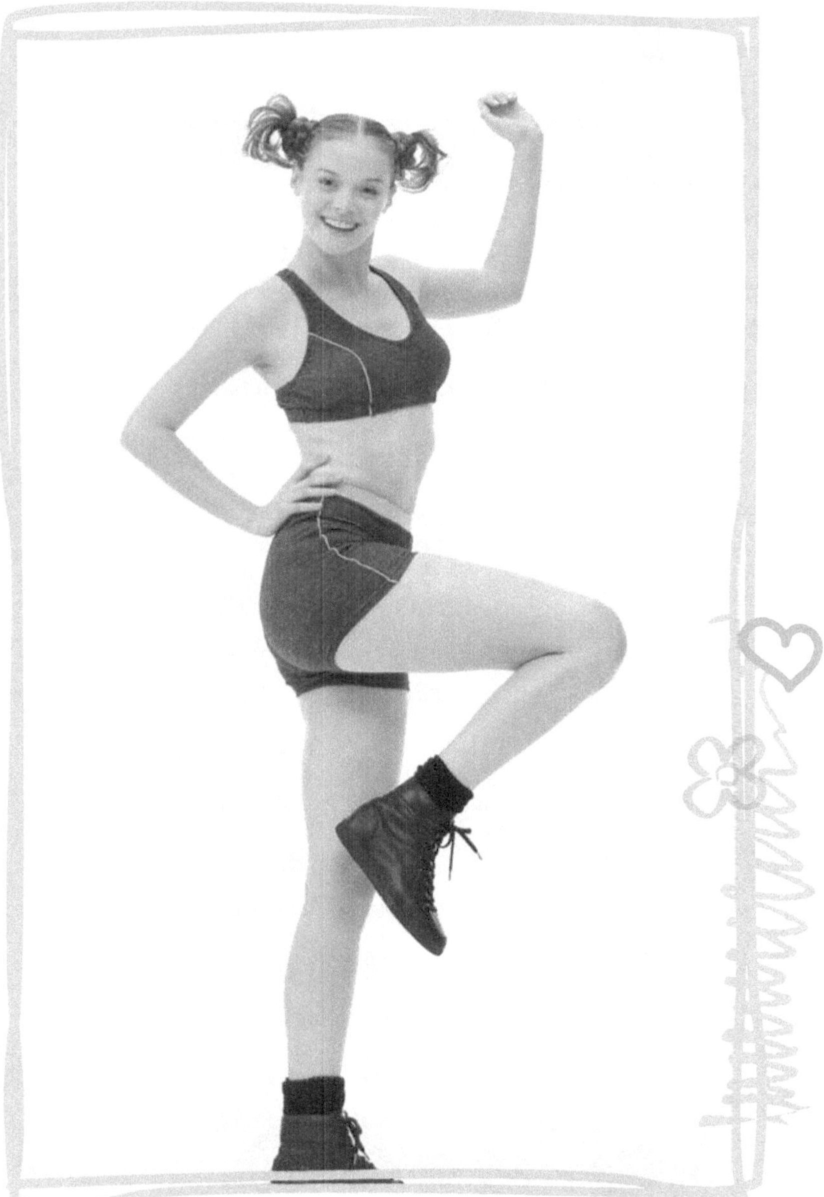

- **Evita la adicción a las pantallas**.
- Los jóvenes se pasan más de 6 horas frente a las pantallas de la computadora y de la televisión. Esto, unido a la falta de actividad física y al consumo de comida chatarra conduce a la obesidad, el sedentarismo y la falta de creatividad.
- **Previene problemas emocionales**.
- Los chicos aislados -con las pantallas, con el chat-, pueden sufrir depresión emocional: poca comunicación, aislamiento, y tristeza. Muchos chicos están solos, en su casa, o con una mucama que los cuida, los padres llegan tarde… en cambio si ese chico va a hacer deporte, se recrea y divierte, hace educación en salud.

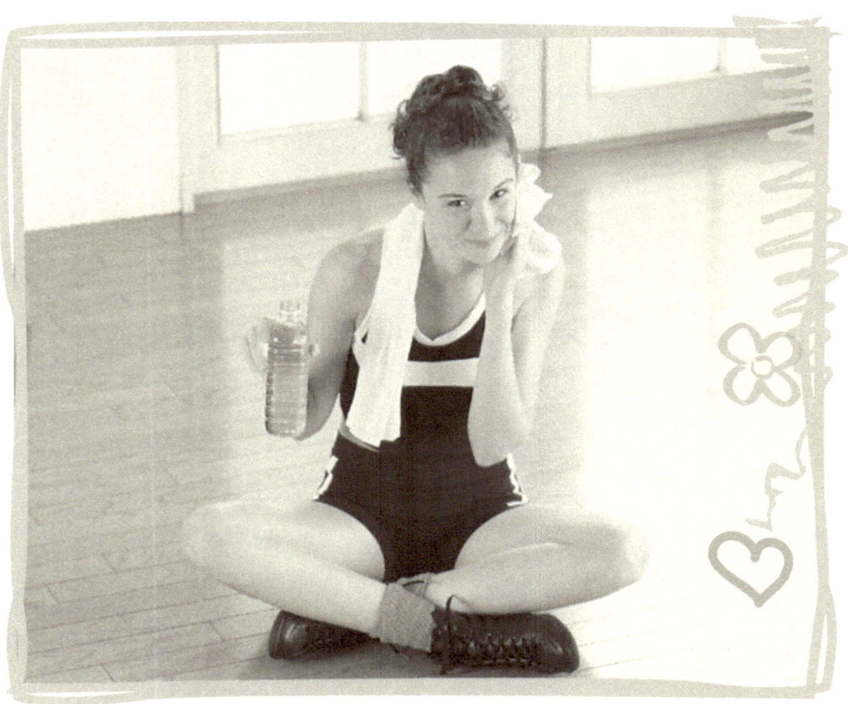

Para encontrar un buen espacio para el deporte de su hijo adolescente:

- **Elegir padres e hijo un lugar** donde el chico esté cuidado y seguro.
- **Que sea al aire libre, en lo posible.** En contacto con la naturaleza. En un lugar donde se divierta. Todo tiene que ser recreativo.
- **Es importante que la institución deportiva tenga en cuenta la Individualidad del joven y que personalice** el deporte de acuerdo con sus necesidades.

Los padres y la competencia

A veces los padres quieren que sus hijos, cuando hacen deportes, salgan campeones. Sin embargo, esto, en realidad, no se necesita, sino que lo importante es que los chicos disfruten y puedan divertirse haciendo actividades recreativas o deportes.

Los padres y las instituciones deben acentuar la autoestima en los chicos. Es bueno resaltar sus logros asociados a lo cotidiano, a las pequeñas cosas de la vida. Esto desarrolla a los jóvenes con seguridad en sí mismos. Aprender a ver el vaso lleno, en lugar del vacío, los ayuda a vivir mejor.

CAPÍTULO 4

Cómo viven la sexualidad

Llega un momento en la vida de toda familia en que los niños empiezan a formular preguntas directas sobre la sexualidad y esto coloca a los padres en una situación sin escapatoria: la obligación de ofrecer una respuesta.

Es natural que, como padres, deseen estar preparados para ese momento a fin de salir airosos y ayudar a los hijos a crecer sanos y plenos, incluyendo el aspecto sexual de su desarrollo.

En realidad, la educación sexual se inicia desde el mismo día de su nacimiento. Los padres están orientando a través de sus actitudes, opiniones, lo que dicen y lo que no dicen, lo que permiten y lo que prohíben, lo que muestran y lo que no muestran, desde las primeras horas de vida del bebé.

Esto contradice la suposición de muchos padres de que el momento de ocuparse de la educación sexual de sus hijos es la adolescencia, cuando las manifestaciones de la sexualidad se hacen más evidentes.

LA VIDA SEXUAL DESDE BEBÉS

- Los seres humanos somos sexuales desde que nacemos hasta que morimos. Ya en el tercero y cuarto mes de vida tocarse los genitales va acompañado con una sonrisa y al cumplir el año los juegos con los genitales ya son un acto común cuando se baña al bebé. En este momento es muy importante el papel que van a tener los padres para el desarrollo posterior de la sexualidad del niño.

- De los 2 a los 5 años comienza a delinearse el perfil de la identidad sexual. Ya hay curiosidad por las partes del cuerpo y la mayoría de los chicos descubre, si todavía no lo han hecho, que la autoestimulación produce sensaciones placenteras. Aparece el juego, primero en soledad, y después con los amigos jugando al doctor o la enfermera.

- Sigmund Freud, el Padre del Psicoanálisis, aseguraba que entre los 6 y los 11 años había un período de latencia donde la sexualidad quedaba retraída. En realidad ya se demostró que esto no sucede y que, durante la preadolescencia, la sexualidad sigue operando de otra manera. Lejos de estar adormecido el interés que demuestran los niños entre los 5 y los 15 años por la exploración de la sexualidad, va en progresión lineal.

- Durante este tiempo el curso de la sexualidad se manifiesta en juegos y chistes obscenos aunque no lleguen a comprender del todo su significado.

- En esta etapa es conveniente observar cómo prosigue el desarrollo de los chicos, estando atentos a la posibilidad de que surja alguna pregunta. En ese caso, se debe contestar de la manera más sincera posible y sin censurarlos por su inquietud.

QUÉ OCURRE DESDE LOS 12 A LOS 18 AÑOS

En esta etapa el adolescente adquiere la capacidad reproductiva, lo que determina, por lo tanto, la posibilidad de iniciar la actividad sexual.

Varios estudios coinciden en que más del 70% de los adolescentes tienen una vida sexual activa y la mayoría inicia su vida sexual a la edad de 16 años (52%).

Un estudio realizado en distintas ciudades latinoamericanas sobre madres adolescentes, comprobó que el 70% de las jóvenes no buscaban el embarazo y el 90% deseó después del parto usar algún método anticonceptivo, pero al año ya no lo usaba.

Estos datos demuestran que es necesaria la información y la educación sexual del joven para preservarlo de las consecuencias de una sexualidad ejercida con desconocimiento de sus riesgos: enfermedades de transmisión sexual y embarazos no deseados.

Por lo tanto, es fundamental que los padres brinden información: los adolescentes deben conocer los riesgos que corren si no toman precauciones al llevar a cabo una relación sexual. Por eso es necesario que los padres asuman una actitud de guía frente a ellos, dejando de lado la vergüenza y respondiendo todo lo que quieran saber.

LAS PREGUNTAS MÁS FRECUENTES DE LOS PADRES

Los jóvenes preguntan a los padres. Y los padres también tienen sus propias preguntas, preocupados por encontrar las respuestas más adecuadas, utilizar los términos correctos, saber aclarar dudas y administrar la información necesaria en cada etapa del crecimiento de los niños y adolescentes. Estas son las preguntas más comunes y sus respuestas posibles.

- **¿Cuándo se debería iniciar el diálogo sobre sexualidad?**
No hay una edad determinada en la que se deba empezar a conversar sobre temas sexuales, dado que cada chico tiene intereses y tiempos de maduración diferentes. No hace falta ser demasiado gráfico en las respuestas pero tampoco contarles mentiras que sólo causan confusión.

- **¿Hay que responder a todas sus preguntas?**
Hay padres que responden con mucha naturalidad a las preguntas de sus hijos y otros se muestran muy incómodos y muy reacios a

proporcionar información. Los chicos saben bien lo que no les gusta a sus padres y a veces reaccionan no formulando más ese tipo de preguntas. Así se vuelven chicos poco curiosos cuando de por sí el chico debe serlo. Tenga en cuenta que si él intuye que la madre o el padre siempre reaccionan mal ante sus preguntas no lo va a volver a intentar.

- **¿Si los padres no informan, quiénes lo harán?**
Cuando el diálogo con los padres es difícil los chicos buscan información en sus pares y en el colegio. A pesar de que no se obtiene información como institución, en general se acude a los profesores que se muestran más abiertos. Paralelamente obtienen información a través de las revistas, la televisión, internet, etc. Entre los padres, generalmente es más elegida la mamá que el papá para brindar información.
Los adolescentes no necesariamente pueden hablar de estas cosas con los padres. Los chicos tienen miedo a veces de que los padres no tengan una buena vida sexual. Además no les interesa conocer con detalles las intimidades de sus padres. A su vez, los padres sienten mucha vergüenza de tener desconocimiento, cuando sería mejor decir "no sé, voy a buscar información y después hablamos". Perder el lugar de autoridad en la materia les cuesta mucho.

- **¿Cuál es el beneficio de una buena comunicación sobre sexualidad con los padres o familiares?**
El diálogo con los padres, con los profesores y con los especialistas en salud es protector. Pero para esto todos deben estar debidamente informados, con conocimiento médico calificado para ser brindado en el momento oportuno, con información específica para cada edad. No se puede educar simplemente con la experiencia sexual personal que se haya tenido.
Para esto es recomendable que los padres participen de charlas informativas sobre sexualidad y adolescencia.

- **¿Cuáles son las inquietudes más comunes de los adolescentes?**
  Las preguntas varían de acuerdo a sus edades y suelen ser las siguientes:
- ¿Soy normal?
- ¿Cuál es el tamaño normal del pene?
- ¿Puedo contagiarme el SIDA o quedarme embarazada si lo hice solo una vez?
- ¿La masturbación es normal?
- ¿Cómo se contagia el SIDA?
- ¿Se me va a acabar el semen si eyaculo muy seguido?
- ¿Puedo quedarme embarazada si lo hacemos de parados?

- **¿Cuáles son los miedos más frecuentes de los adolescentes en relación al inicio sexual?**
- El temor al dolor por el desgarro del himen, al desgarro vaginal y al sangrado en la mujer.
- El miedo a la vagina y a no poder satisfacer a la compañera en los varones.
- El miedo al embarazo y a las enfermedades de transmisión sexual.

- **¿Informar sexualmente a los adolescentes puede incitar al inicio de la vida sexual?**
  Se sabe que los chicos están ávidos por saber, por lo tanto buscan información en sus amistades, de Internet, de revistas, etc.

  Si existe la información no formal es obligación de los padres brindar la información formal y no tratar de evitarla pensando que con ella se incita a los chicos a iniciarse sexualmente. Varios estudios han demostrado que la información en materia de educación sexual retrasa el inicio sexual, y cuando tienen relaciones sexuales lo hacen de forma protegida, más estables y con menor intercambio de parejas.

- **¿De qué deben protegerse los adolescentes en su vida sexual?**
  Hay que tener en cuenta tres claves:

1. IDENTIFICAR LOS RIESGOS:
- **Enfermedades trasmisibles sexualmente:** HIV/SIDA, Hepatitis B, Hepatitis C, Sífilis, Gonorrea, Chlamydia, HPV, entre otras.
- **Embarazo no planificado** y no esperado para ese momento de su vida, de su relación.
- **Violencia sexual, física y/o psicológica.** Abuso sexual. Abuso de poder.
- **Mitos sobre el primer amor,** el amor adolescente, las relaciones sexuales.
- **Trastornos sociales.** Grupos de pertenencia. Aislamiento. Rechazo.
- **Consumo de tóxicos.** Alcoholismo. Tabaquismo. Drogas.
- **Ensayos de conductas de riesgo.** Intercambio de parejas bajo efecto de tóxicos. Utilización de sustancias u objetos de riesgo para aumentar el placer sexual.

2. CONOCER LAS MEDIDAS DE PROTECCIÓN.
- **Educación sexual.**
- **Preservativo.**
- **Métodos anticonceptivos** indicados por el ginecólogo.

3. SABER CUÁNDO PONER LÍMITES.
- Respeto por uno y por el otro.
- Respeto y cuidado del cuerpo.
- Amor por uno mismo y por el otro.
- Saber decir no.

¿Cómo hablar con los adolescentes de sexualidad?

Es difícil que padres e hijos hablen del placer de la sexualidad sino que se habla desde el lado de la enfermedad o desde el lado de la anticoncepción para evitar embarazos no deseados. En general esos mensajes no suelen ir acompañados con un mensaje sobre el placer. Por supuesto, no está mal hablar del problema del SIDA o de las enfermedades de transmisión sexual, no está mal hablar de la anticoncepción pero es importante reforzar que la sexualidad es un derecho que nos pertenece a todos y que ejercerla con placer y con responsabilidad es lo mejor.

También es importante explicarles que nuestro cuerpo y mente son lo más valioso que poseemos, que deben cuidarlos, ya que no tienen repuesto si se dañan. Por lo tanto, la sexualidad es algo muy hermoso si es una forma de compartir la confianza, seguridad, valoración y amor con el ser amado.

También es recomendable destacar que la consulta al médico es muy importante para dar el paso de la iniciación sexual más seguros y con más información.

¿Qué cosas los padres deberían aclarar en relación a la sexualidad?

Una muy importante es que nadie puede decirles qué hacer y qué sentir respecto de su sexualidad. Que los adolescentes nunca permitan que otra persona los obligue o induzca a hacer lo que no desean.

También es bueno aclarar que no crean en lo que les muestra la pornografía, ya que es ficción.

Finalmente insistir que no deben tener vergüenza de preguntar lo que no saben y sentir pudor o timidez no es un defecto sino una demostración de autorrespeto.

Es importante explicarle al joven que se va a iniciar sexualmente que debe protegerse física y emocionalmente.

- Físicamente, usando el preservativo del modo correcto y desde el inicio de la relación, para evitar enfermedades transmisibles sexualmente (ETS). No sólo el VIH / SIDA, sino la hepatitis B, hepatitis C, HPV, etc. A la vez es importante consultar al ginecólogo acerca de la vacunación en las jóvenes contra el HPV.
- Planificando la anticoncepción mediante el uso de pastillas

anovulatorias (impiden la ovulación y por lo tanto que se una el espermatozoide con el óvulo), métodos de barrera más espermicidas o el método que el/la ginecólogo/a les haya recomendado.

- Cuidándose emocionalmente. El encuentro sexual es un momento de gran exposición, entrega y vulnerabilidad. El mal aprendizaje de la sexualidad en los años jóvenes determina en muchos casos alteraciones de la sexualidad a lo largo de la vida.

  Por eso es importante saber elegir el compañero para poder confiar y disfrutar de una relación sexual plena.

CAPÍTULO 5:

La imagen y la estética

La imagen corporal es una de las preocupaciones adolescentes más importantes. El peso corporal, los granitos, el estado del cabello, la ropa, son algunas de las más frecuentes inquietudes.

Debido a la revolución hormonal que se produce en el cuerpo durante la adolescencia, la piel también se ve afectada, por lo que es necesario cuidarla muy bien y mantenerla siempre hidratada.

Algo muy importante a tener en cuenta: el cuidado de la piel en la adolescencia será el que determine que en el futuro se tenga o no, un cutis saludable. Y parte de ese cuidado está dado por la protección solar cada vez que el adolescente se expone al sol.

PROBLEMAS DERMATOLÓGICOS COMUNES EN LA ADOLESCENCIA

ACNÉ

Esta afección suele aparecer en la edad de desarrollo: en las mujeres cuando comienzan a menstruar, es decir, entre los 11 y 13 años y en los varones a partir de los 13. Lo normal es que dure hasta los 20 años, pero si persiste puede deberse a causas hormonales, dermatológicas y hasta digestivas.

El acné aparece porque las glándulas productoras de grasa, llamadas sebáceas que se encuentran debajo de la superficie de la piel, producen más secreciones que lo habitual lo que hace que se tapone la salida de la glándula con células muertas, la secreción se acumule, la piel se irrite y forme granos o "barritos".

Suele localizarse en la cara y regiones anteriores y posteriores del tronco y comienza en la pubertad o en el período puberal. Aparece con un sólo síntoma: brotes. La lesión elemental es el comedón (puntos negros o blancos) que está siempre presente y, a veces, también aparecen:

- Pústulas: cuando en la lesión se forma pus.
- Nódulos: una inflamación más importante que puede dejar cicatriz.
- Quistes: se pueden formar después de haber tratado un nódulo.

TRATAMIENTO

Lo primero que se debe hacer es consultar a un dermatólogo/a para que prescriba un tratamiento especial según el tipo de acné y el tipo de piel. Pero a la par, es importante tener en cuenta las siguientes precauciones:

- **Limpiar la piel suavemente con productos que no contengan aceite** (preferentemente en gel), tanto por la mañana como por la noche y luego de hacer actividad física.

- **Hidratar con productos en gel o emulsiones sin aceite, *oil free*,** para no aumentar el estímulo sebáceo y nutrir la piel sin engrasarla.

- **Evitar tocar las zonas afectadas**, ya que puede generar cicatrices o manchas en la piel.

- **Ponerse siempre protector solar.** Tomar sol sin la protección adecuada puede dejar manchas en la piel, acelerar su envejecimiento prematuro y resecarla.

- **Utilizar maquillajes que no tengan grasa** (no comedogénicos) para evitar que tapen los poros.

> ## *Factores que agravan el acné*
>
> **Alimentarios:**
> - Alimentos ricos en grasas.
> - Los hidratos de carbono (dulces, repostería, etc.).
> - Los alimentos ricos en vitamina B6 y B12 (salvado, arroz integral, nueces, picantes, alimentos muy condimentados).
>
> **Psíquicos:**
> - Estrés.
> -Tensión nerviosa.
>
> **Otros factores:**
> - Alteraciones hormonales.
> - Período premenstrual
> - Traumatismos auto producidos por las uñas.

PECAS

- Son pequeñas manchas pigmentarias color amarillo-rojizas que suelen aparecer en el cutis o en todo el cuerpo y generalmente se acentúan por los efectos del sol. Pueden tener un componente genético y no son peligrosas. Son más habituales en las personas pelirrojas, en las de pelo rubio y tez blanca. Por lo general aparecen en la adolescencia y se alivianan en los adultos, hasta desaparecer por completo en algunos casos.

- **Manchas pigmentarias**
  Suelen aparecer en rostro y pecho por un aumento de la melanina, son más grandes que las pecas, claras y de forma irregular, pero en su gran mayoría están ocasionadas por una excesiva exposición al sol.

- **Lunares**
Generalmente aparecen en la adolescencia. Suelen ser planos o de forma redondeada, simétricos, de bordes regulares y de un tamaño menor a 5-6mm. Algunos comienzan como una mancha y con los años toman relieve de color más claro y se ablandan. En ocasiones, pueden crecerles pelos. La causa más común de su aparición es la exposición al sol. Pueden ser congénitos o aparecer en distintas épocas de la vida sin causa aparente o por estímulos diversos como ser los endocrinos o solares.

- **Nevos atípicos**
Pueden ser de diversos tamaños, de forma levemente asimétrica, de varios tonos de marrón o rosado y diferentes entre sí. Predominan en el pecho y en la espalda pero pueden ubicarse en cualquier parte de la piel y tienen mayor riesgo de transformación maligna. Habitualmente aparecen en personas con gran cantidad de nevos (más de 100).
Es muy importante en estos casos protegerse del sol y controlarlos anualmente con el especialista en dermatología.

CONSEJOS:
- **Observar los lunares y manchas en forma periódica**, para asegurarse que no se modifiquen. No sólo fijarse en el cuerpo y rostro, sino también en las palmas de las manos y plantas de los pies, la región genital, el cuero cabelludo, la boca, el interior del ombligo, las axilas, etc.
-
- **Controlar la aparición de nuevos lunares** o los cambios (forma, tamaño, colores, etc.) en los existentes.
-
- **Consultar al médico por la aparición de manchas**, para realizar un tratamiento dermatológico.
- **Aplicar siempre protector solar** con un FPS (factor de protección) adecuado para el tipo de piel.
- **Evitar exponerse al sol de 10 a 16 hs.** Protegerse con sombreros o gorras y anteojos de sol.

SEBORREA

Es una dermatosis muy frecuente que aparece en zonas seborreicas como el cuero cabelludo, la cara, las orejas, las regiones centrales del tronco y los genitales.

La seborrea puede aparecer en forma de escamas espesas, untuosas, amarillentas más o menos adherentes o como caspa.

Tiende a mejorar automáticamente en época estival por la acción germicida de los rayos ultravioletas B.

Aparece también cuando se pasan por situaciones de tensión emocional, fatiga y estados depresivos, así como por problemas digestivos.

TRATAMIENTO:

- Para los casos severos de esta enfermedad, se debe consultar al médico quien suele prescribir champúes o lociones que contengan selenio, ketoconazol o corticosteroides.
- Si las áreas afectadas son el rostro o el pecho, se debe aplicar una loción medicada dos veces al día.
- La dermatitis seborreica puede mejorar durante el verano, especialmente después de realizar actividades al aire libre.

ESTRÍAS

Entre los cambios de la adolescencia, también se encuentran las variaciones en el peso, que pueden llegar a producir estrías. Éstas son lesiones lineales en la piel que se generan por la ruptura de las fibras elásticas de la dermis, producto del estiramiento. Aparecen como líneas violáceas y ligeramente sobre-elevadas e inflamadas; y con el paso de los días se tornan de color nacarado o blanco.

CÓMO PREVENIRLAS:

Las estrías se pueden evitar utilizando cremas ricas en vitamina A, pero una vez instaladas, no desaparecen. Por eso, hay que seguir algunas medidas preventivas:

- **Beber abundante agua**; como mínimo 2 litros de agua por día.
- **Aplicar luego del baño, una crema que contenga Vitaminas A, E y Alantoína**, una o dos veces por día.
- **Exfoliar la piel durante el baño** con un guante o esponja vegetal, una vez por semana, así absorberá mejor los nutrientes de las cremas y los resultados serán mejores.
- **Tratar de mantener un peso estable** acorde a la edad y sexo.
- **Seguir una dieta equilibrada**, rica en nutrientes, abundante en frutas y verduras, excelentes para la buena salud de la piel.
- **Evitar o abandonar el cigarrillo.**
- **Usar corpiños adecuados y con correcto sostén.** Es recomendable utilizar ropas sueltas, no ajustadas al cuerpo, para que no produzcan compresión sobre los tejidos y esto cause estrías.
- **Practicar actividad física aeróbica de bajo impacto** y en forma programada (caminata, bicicleta, natación, etc.), evitando el ejercicio físico violento.

Es importante dejar de lado el mito de que si una persona con acné toma sol los granitos se secan y se van. A veces, tomar sol cuando se está en tratamiento puede empeorar la situación porque algunos productos que se utilizan son fotosensibilizantes y pueden dejar marcas en la cara. Por otro lado, tomar sol con maquillaje provoca o agrava el acné porque tapa los poros. Por esta razón, se aconseja que tanto las cremas humectantes, los protectores solares como así también el maquillaje deben ser sin aceites para evitar que tape los poros (en la etiqueta debe decir "no comedogénico").

CAPÍTULO 6:

Problemas escolares, familiares y adicciones

Los problemas en el aprendizaje en los adolescentes pueden abarcar desde maltrato de los compañeros, discriminación, hasta problemas con la autoridad escolar.

Estos son algunos de los "síntomas" más frecuentes de problemas en la escuela:

- Repetición de ciclos escolares.
- Irresponsabilidad en las tareas.
- Falta de respeto a la autoridad.
- "Rateadas".
- Discriminación por parte de los compañeros.

Por otra parte, la situación itinerante de los hijos de padres separados, la falta de límites, la dificultad en la creación de vínculos, la competencia con los padres, la falta de roles familiares y las necesidades básicas insatisfechas suelen ser las causas más importantes de los problemas familiares.

- **Es importante respetar la individualidad del hijo**, su lugar, ayudarlo a conseguir sus objetivos en la vida. Orientar y no prohibir, crear un espacio de diálogo.
- **No imponer reglas de autoritarismo para frenar al adolescente.**
- **Si el nivel de libertad está muy restringido es posible que se generen enfrentamientos familiares** donde se rompan "cosas" que difícilmente se vuelvan a reconstruir.

CÓMO COMUNICARSE CON LOS HIJOS ADOLESCENTES

Para lograr una comunicación fluida con los hijos…
- **Charle con ellos de manera directa, concisa y fundamentada.** Evite sermones, eufemismos y analogías ofensivas.
- **Enséñele a defenderse sin presentarse como un/a enemigo/a.**
- **Muéstrele las variables existentes para desarrollarse plenamente** y encontrar un proyecto de vida.
- **Acompáñelo en sus logros; no minimice sus opiniones.** Escuche antes de aconsejar.
- **Si no logra romper la barrera de silencio que los separa, no fuerce el acercamiento.** Invítelo al cine, comparta intereses, respete sus silencios, hágale saber que usted está si él lo necesita. Muéstrese como una aliada/o.

LAS PRIMERAS VACACIONES CON AMIGOS

Existe un momento en que el adolescente siente que debe irse de vacaciones con amigos en lugar de hacerlo con sus padres. Este fenómeno está ocurriendo cada vez con más frecuencia y la edad de comienzo suele estar entre los 16 y 17 años.

Esto suscita en los padres una serie de temores, que pasan por la seguridad, accidentes, descontrol con el alcohol o consumo de drogas, etc.

También tienen miedo de que tengan actividad sexual riesgosa y se contagien enfermedades de transmisión sexual o que se embaracen si son chicas o embaracen a una chica si son varones, entre otras.

RECOMENDACIONES PARA LOS PADRES

- **Pactar mecanismos de comunicación:** es decir, que los chicos dejen los teléfonos encendidos, mandarse mensajitos a determinada hora, mantenerse comunicados.
- **El cuidado personal y las conductas saludables y responsables deberían ser temas frecuentes** de conversación en la familia, no aparecer de pronto cuando están con los amigos en la terminal del ómnibus, a punto de partir.
- **Temas como el alcohol, las drogas, la sexualidad** responsable y las conductas prudentes ya deben estar internalizadas en los jóvenes, no como una orden de los padres sino como parte de su cultura de vida. De esta manera, con reglas claras, tanto los padres como los hijos se sienten seguros y tranquilos.
- **Es importante inculcarles que cada persona es responsable de las decisiones que toma y de sus consecuencias.** Justamente el nivel de responsabilidad que cada adolescente demuestre tener, será el indicador que permitirá a los padres aceptar que sus hijos están maduros para salir de vacaciones solos o con amigos, sin el control y cuidado de los mayores y esto debe señalársele a los jóvenes.
- **Con respecto a la sexualidad, los padres deben hacer hincapié en que hagan elecciones inteligentes y saludables,** basadas en la razón, no sólo en el impulso hormonal: la sexualidad no es algo frívolo y sin importancia. La sexualidad involucra los aspectos físicos, emocionales y espirituales de una persona; por lo tanto, elegir bien es cuidarse en esos aspectos.
- **Hay que reafirmarles que ellos valen mucho** y deben rodearse, nutrirse y aspirar a las mejores relaciones humanas. Ellos, debe insistirse, valen mucho y se merecen lo mejor.

EL TEMA DE LAS ADICCIONES

Dentro del mapa de los problemas escolares y familiares tiene un espacio sugerente el tema de las adicciones. Las más comunes o habituales son el cigarrillo, el alcohol, la marihuana, la cocaína, el "paco" (pasta base de cocaína) y los psicofármacos.

Existen muchas causas de estas adicciones, entre ellas: tener nuevas experiencias, la aceptación de sus compañeros/as y novios/as, la curiosidad por lo prohibido y que supuestamente produce placer, pensarlo como un medio de evasión momentánea de la realidad, como consecuencia del aislamiento familiar o por la pérdida de un ser querido.

RECOMENDACIONES PARA LOS PADRES

¿Qué hacer para que los hijos no caigan en adicciones?

- **Hablar con los hijos** sin dramatizar ni exagerar, enseñándoles lo que sucede con el consumo de alcohol, tabaco y drogas. Informarse para poder comunicarles sus efectos.
- **Explicarles cómo el alcohol afecta** el hígado, retarda los reflejos, altera la coordinación, el equilibrio, la vista y los pone en riesgo de sufrir enfermedades.
- **Hablarles sobre los efectos del tabaco:** que produce cáncer de pulmón (entre otros), enfermedades respiratorias y cardiovasculares.

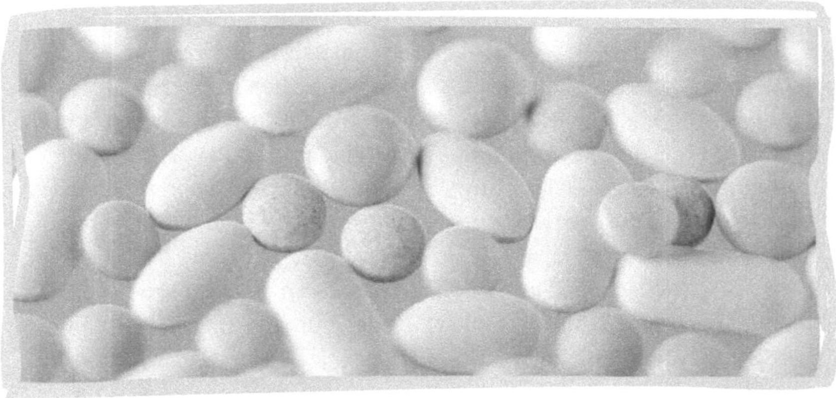

- **También referirse a los efectos de las drogas más consumidas** por los adolescentes, como la marihuana, cocaína y paco. En el caso de la primera: produce el mismo daño en los pulmones que el cigarrillo, causa pérdida de la memoria, bajos niveles de concentración, altera la coordinación motora, y a largo plazo puede producir enfermedades respiratorias y cáncer de pulmón. En el caso de la cocaína, puede producir muerte repentina la primera vez que se la consume o si se mezcla con alcohol. Algunos de los problemas más graves que produce son:
- afecciones cardíacas, incluyendo infartos; trastornos respiratorios, como insuficiencia respiratoria; problemas en el sistema nervioso, como el derrame cerebral.
- El "paco", que se produce con los residuos de la cocaína, es muy tóxico y adictivo. Produce angustia y pérdida del sentido de la realidad. Puede causar la muerte.
- **Brindarles un espacio** y la confianza para discutir y volcar sus inquietudes y problemas, donde encuentren cariño y contención cuando la necesiten.
- **Estar atentos y observar sus conductas:** si se notan cambios en su estado de ánimo o en sus costumbres alimentarias, hablar con los hijos, y si es necesario, hacer una consulta a un especialista.
- **No ignorarlos** si están con problemas y hacer lo imposible por ayudarlos, desde lo económico hasta lo afectivo.
- **Es muy importante el diálogo.** Los padres deben estar atentos, informados y disponibles para escuchar (no sermonear) a los hijos.
- **Predicar siempre con el buen ejemplo.** Si en la casa se fuma o consume alcohol en exceso, será muy difícil convencerlos de los daños que éstos producen.
- **Si cree que su hijo consume drogas, consulte a un especialista en adicciones para una orientación.**

Se trata del uso de sustancias para "potenciar la sexualidad" en jóvenes. Entre sus efectos, producen vasodilatación
provocando sensación de excitación sexual. Otras sustancias funcionan directamente sobre el sistema nervioso provocando que la persona que la consumió carezca de voluntad propia.

Pueden causar intoxicación y hasta provocar un estado de coma y muerte.

En general se las pueden ofrecer al adolescente cuando van a bailar o en una reunión en una casa, o dárselas sin que él/ella se dé cuenta, en el vaso de la bebida, ya que vienen en pastillas o en polvo.

Los nombres de estas drogas son: nitrito de amilo, yohimbina y otras. Pero circulan con nombres de fantasía como "Popper", "Burundanga" y otras.

PRINCIPALES SÍNTOMAS DE SU CONSUMO
En el caso de sustancias vasodilatadoras:
- Sensación de calor en el rostro, que se extiende al resto del cuerpo.
- Mareos y náuseas.
- Episodios de hipotensión arterial con pérdida del conocimiento.
- Pueden causar un estado de total falta de control, dependiendo de la personalidad del consumidor.

En el caso de sustancias que deprimen el sistema nervioso:
Se las llama "rape date drugs", o sea *drogas para una cita con violación*, porque privan a la mujer de la posibilidad de defenderse al dejarla en un estado de impotencia y atontamiento.

Principales síntomas de su consumo
- Producen amnesia.
- La víctima no recuerda la situación vivida, por lo cual no puede hacer la denuncia del abuso.

También los jóvenes pueden tomar drogas sexuales, como el sildenafil, que se toman en los boliches sin indicación profesional: también presentan riesgos. Si el joven tiene problemas con su desempeño sexual, deberá hacer la consulta médica con el especialista.

RECOMENDACIONES PARA LOS PADRES
- Hablar con los hijos acerca de estos temas, para prevenirlos, dejando en claro que la sexualidad se debe asumir con responsabilidad y que ninguna droga es inofensiva.
- Es sumamente importante la educación sexual. Ésta debe desarrollarle en un marco de cuidado y respeto saludables.

La única forma de solucionar estos temas, como son el alcohol, las drogas y las adicciones es enfrentándolos. Es fundamental hablar con los hijos y también escucharlos.

Inculcarles que deben aprender a tener dominio sobre sí mismos para no perder el control de sus actos y hacerse responsable por ellos.

CAPÍTULO 7:

Cómo relacionarse bien con su hijo adolescente

Con el comienzo de la adolescencia, se inicia una serie de modificaciones que se traducen en cambios corporales, a nivel de la conducta y de la personalidad. Es en ese período de la vida cuando los seres humanos comienzan a delinear la personalidad que los acompañará durante buena parte de sus vidas.

Esta etapa tan especial, que termina con el afianzamiento del individuo debe, necesariamente, estar acompañada por la guía paterna: se torna crucial la presencia de los padres, que deben estar en el sitio indicado para ayudar a los jóvenes a tomar las decisiones más importantes de sus vidas.

Según los especialistas, si hay algo concluyente en la adolescencia es que para que un joven defina su personalidad primero debe indagar y explorar hasta dar con el camino que desea. Y es precisamente en este momento y lugar en el que deben entrar en juego los padres: no como personas que decidan por el chico, tampoco como un camino prefijado, sino como sostenes que orienten al joven en la sana búsqueda que se inicia en esta etapa, a partir de los doce o trece años.

EL MOMENTO DE LA REBELDÍA

Durante toda la infancia, los niños establecen una relación identificatoria con sus padres. Pero al entrar en la adolescencia, esta imagen -quizás idealizada- comienza a cuestionarse. Es así como surgen los enfrentamientos de los adolescentes con sus padres. Los jóvenes buscan identificación hacia afuera del hogar y comienzan a cobrar fuerza los grupos sociales de los adolescentes, en los cuales los chicos reemplazan la autoridad de los padres por la del grupo mismo.

En esta etapa, entonces, aparece en el joven un notorio contraste con esta necesidad identificatoria, y surge así una actitud rebelde y contestataria hacia los propios padres, a pesar de que ellos mismos sigan operando en parte como modelos. Esto resulta totalmente normal en esta etapa, y es un camino por el que transita todo púber hacia la búsqueda de una identidad propia.

Por eso, pese a que un padre se siente despreciado o agredido por su hijo, debe hacer el esfuerzo por seguir mostrándose sereno y no claudicar en sus convicciones. En este sentido, tiene que procurar no enfrentarlo y evitar pensar que él realmente lo odia. Por el contrario, debe mostrarse inflexible respecto de sus principios, pero siendo lo suficientemente elástico como para que el adolescente encuentre espacios para el verdadero diálogo y la consolidación de una personalidad propia.

¿DEJARLO HACER O NO?

- A la hora de educar a un adolescente, no es bueno ni decirle explícitamente cómo debe hacer las cosas ni creer que dejándolo librado a su suerte él encontrará la solución a todos los problemas.
- Sin dudas, lo ideal es buscar un equilibrio que permita acompañar a los jóvenes, brindándoles la certeza de que los padres siempre estarán cuando se los necesite.
- En cambio, no será beneficioso un hostigamiento permanente (que el

adolescente vivirá como un intento de intromisión en su vida privada y no como un signo de interés) ni la despreocupación por sus problemas por miedo a que el joven sienta la presión de sus padres.

- Incluso los especialistas afirman que es bueno dejar que los adolescentes se equivoquen, siempre y cuando estos errores sean posibles de revertir.
- Si se habla de temas tan complejos como las drogas o la depresión, lo mejor será asistirlos antes de que entren en un callejón sin salida.
- La consigna es, entonces, ni evitarles el sufrimiento, ni potenciarlos a partir de la no injerencia en sus problemas.

CUANDO EL PADRE ES AUTORITARIO

En este caso, los hijos adolescentes pueden adoptar dos posturas:
- **Sumisión**: el hijo se ve atrapado por la figura de la autoridad, a la que respeta a rajatabla y con la cual se identifica plenamente. Esto le impide desarrollarse con libertad, lo que repercutirá en forma directa en su imposibilidad de formar una familia independiente o elegir su vocación sin condicionamientos. La figura de este padre autoritario generará en el adolescente miedo, que puede hacer que en su vida social sea tímido, retraído y vergonzoso. Su autoestima estará dañada de raíz, y le costará hallar una vida plena y libre.
- **Rebeldía**: es la otra cara de esta misma moneda. Una educación autoritaria puede hacer que el hijo responda con eficacia hasta cierto punto, pero que luego se canse y decida dar un vuelco total a su vida. Así, se rebelará a todos los mandamientos paternos.

CUANDO EL PADRE ES PERMISIVO

- Si el adolescente no encuentra en su propia casa una referencia identificatoria, lo más probable es que busque fuera de ella un modelo en el cual reflejarse.
- En el caso de que el modelo paterno sea malo o ineficaz (ya sea por ausencia o por desinterés), el chico puede encontrar un tío, un primo o

un amigo que lo lleve por un buen camino.
- Pero también puede toparse con modelos dañinos (como una secta religiosa o un grupo delictivo, por ejemplo) que no hagan más que llevarlo por el mal camino.

CÓMO ES UN PADRE EQUILIBRADO

- Lograr un buen equilibrio entre disciplina y libertad será, en todo caso, lo más recomendable para educar a un adolescente.
- Por supuesto, esta fórmula no es infalible y no liberará al joven en forma definitiva de una vida con errores, incluso graves, como la delincuencia o las adicciones. Sin embargo, es mucho más probable que estos problemas existan en personas desatendidas o sobreexigidas en sus casas; que los mismos se verifiquen en chicos con una buena contención en sus hogares no lo es tanto.
- Es importante siempre establecer límites precisos entre lo que se puede y lo que no se puede, brindar la posibilidad de que el adolescente decida por cuenta propia y predicar siempre con el ejemplo.
- Estas tres variables serán de suma utilidad y ayudarán a sus hijos a tener buenas perspectivas de vida durante e incluso después de la pubertad.

EJEMPLOS DE CONDUCTAS ADOLESCENTES Y LAS RESPUESTAS DE LOS PADRES

Los padres siempre deben intentar estar cerca de su hijo en momentos en que él necesita una orientación o una respuesta. Esta actitud, por un lado, impondrá límites a los jóvenes, moldeando su educación y, por otro, servirá para guiarlos, brindándoles alternativas posibles en una etapa llena de incertidumbres.

A continuación se plantean diversas situaciones que suelen darse durante la adolescencia con las respuestas que suelen dar los padres, según sean más o menos autoritarios o más o menos permisivos. Luego se presenta la reacción que la psicología aconseja en esa situación, es decir, la de un padre equilibrado.

SITUACIÓN 1: SU HIJO VA A BAILAR.
- El padre autoritario: le prohíbe ir y lo obliga a quedarse
- en casa.
- El padre permisivo: No le interesa, siempre y cuando no vuelva tarde.
- El padre equilibrado: Lo autoriza, siempre que no descuide sus obligaciones.

SITUACIÓN 2: SE ESCAPÓ DEL COLEGIO.
- El padre autoritario: Habla con el director del colegio para que castiguen disciplinariamente al joven.
- El padre permisivo: le parece normal porque
- "es cosa de chicos".
- El padre equilibrado: habla con su hijo para entender sus motivos, considerando la posibilidad de un castigo.

SITUACIÓN 3: VUELVE LASTIMADO POR PELEARSE EN LA CALLE.
- El padre autoritario: Le reprocha el haber salido herido
- y le explica cómo debe defenderse para ganar.
- El padre permisivo: le dice que se las arregle solo, por meterse en problemas.
- El padre equilibrado: Trata de interiorizarse en la razón que lo llevó a pelearse y le explica que la violencia no es la solución para cualquier problema.

- El padre autoritario: Lo castiga prohibiéndole estar
- con su grupo de compañeros.
- El padre permisivo: prefiere "hacerse el distraído"
- para no tener que hablar del tema con su hijo.
- El padre equilibrado: le explica que los excesos pueden ser peligrosos y si no tiene edad suficiente, le prohíbe tomar.

- El padre autoritario: si es varón: lo alienta y lo felicita.
- Incluso él pudo haber hecho gestiones para que su hijo tenga encuentros sexuales. Si es mujer: reacciona mal, prohibiéndole salir con la persona con la que ha tenido relaciones.
- El padre permisivo: enojado, cela a su hija mujer
- y, eventualmente, felicita a su hijo varón.
- El padre equilibrado: trata de que su hijo (varón o mujer) llegue informado antes de mantener relaciones.
- Posiblemente este padre se entere del
- debut sexual por boca de su propios hijos.

- El padre autoritario: le dice que de ese modo fracasará
- en la vida. Además lo castiga.
- El padre permisivo: se enoja, pero no lo castiga.
- El padre equilibrado: se enoja con su hijo, puede castigarlo, pero busca comprenderlo para saber cuál
- es la mejor manera de ayudarlo. Lo motiva para que no abandone los estudios.

SITUACIÓN 7: NO QUIERE ESTUDIAR NI TRABAJAR.

- El padre autoritario: amenaza echarlo de su casa o toma medidas extremas similares.
- El padre permisivo: le sugiere optar por una de las dos cosas.
- El padre equilibrado: trata de marcarle un límite, intentando explicarle la importancia que tiene hacer
- algo en la vida.

SITUACIÓN 8: LE PIDE DINERO A MENUDO.

- El padre autoritario: sólo le da lo indispensable. Le dice que si quiere más, que lo consiga trabajando.
- El padre permisivo: se lo da para que no lo moleste.
- El padre equilibrado: Le explica que no se puede. Sólo le da lo que considera pertinente.

SITUACIÓN 9: QUIERE IRSE DE SU CASA.

- El padre autoritario: le hace la vida imposible a partir
- de esta determinación.
- El padre permisivo: piensa que es lo mejor para
- todos y se despreocupa.
- El padre equilibrado: Lo aprueba, pero sólo si es en buenos términos.

SITUACIÓN 10: USÓ SU AUTOMÓVIL SIN PERMISO.

- El padre autoritario: le prohíbe definitivamente que vuelva a usarlo.
- El padre permisivo: no le dice nada, siempre y cuando el auto vuelva en buenas condiciones.
- El padre equilibrado: Lo castiga para que aprenda que si desea utilizar el auto, primero debe solicitarlo.

SITUACIÓN 11: SE ENOJA Y LO INSULTA.

- El padre autoritario: lo castiga porque no permite que le hable mal.
- El padre permisivo: lo ignora.
- El padre equilibrado: primero, lo calma. Después, intenta
- entender el fondo del problema. Por último, pone límites para determinar quién posee la autoridad. Y si es necesario, lo castiga.

SITUACIÓN 12: ESTÁ DEPRIMIDO.

- El padre autoritario: le dice que no hay motivos para
- estar mal cuando se es joven.
- El padre permisivo: trata de levantarle el ánimo
- con un chiste.
- El padre equilibrado: intenta establecer un diálogo, no lo toma a la ligera y trata de encontrar qué es lo que le esté pasando. Si la cosa es más grave, busca ayuda especializada.

LA MEJOR ACTITUD

La manera más adecuada de tratar a los adolescentes es comprender la normal crisis de su edad, acompañarlos con afecto y tratar de contener con firmeza sus desbordes, pidiendo asesoramiento profesional ante las posibles dudas que se puedan presentar.

Los padres deben cuidarlos y esto significa ejercer su autoridad (que no significa autoritarismo), marcarles el camino, no permitirles determinadas conductas, de forma de crear una persona segura de sí misma. Ponerles límites también es cuidarlos y es una forma de dar amor, aunque a ellos no les guste.

Los padres no son amigos de sus hijos y no deben serlo. No son pares. Son los encargados de educar, cuidar y marcar los límites, amorosamente, pero con firmeza. Ellos necesitan saber hasta dónde pueden llegar. Actualmente muchos padres confunden amor con falta de autoridad o permisividad. Sin embargo, los límites dan seguridad, regulan la conducta y marcan el rumbo del adolescente.

Otro tema a tener en cuenta es enseñarles a ser responsables: de sus actos, de sus tareas, del cuidado del dinero. Los padres deben ponerse de acuerdo y luego informar al adolescente cómo manejarse en temas como el dinero o tareas de la casa que deben realizar. También informar qué sucede si no se cumplen.

El manejo de las emociones como el enojo, la agresividad, respuestas violentas son también tema para el diálogo con los adolescentes. Es importante que reconozcan las situaciones agresivas para poder cambiarlas.

Finalmente es muy valioso transmitir a los hijos la importancia de vivir en paz: con buen trato y buenas intenciones, pensando de forma positiva en el presente y en futuro. Y los padres para convencerlos nuevamente deberán ser el primer ejemplo.

www.ingramcontent.com/pod-product-compliance
Lightning Source LLC
Chambersburg PA
CBHW051215250726
48655CB00006B/2421